치매에서의 자유

Alzheimer's - No More!

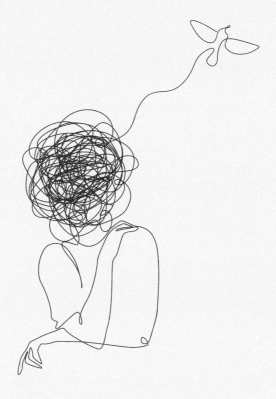

Alzheimer's - No More!

치매에서의 자유

안드레아스 모리츠 지음 · 이원기 옮김

에디터
editor

자신의 건강을 스스로 책임지려 하고
인류의 건강과 웰빙을 염려하는 모든 분에게
이 책을 바칩니다.

알츠하이머병의 '진짜 원인'과
해법을 제시하는 책!

1980년대 이후 콜레스테롤이라는 단어를 국민 모두가 알게 되었듯이, 알츠하이머란 단어도 누구나 아는 일상 용어가 되어버렸다. 이유는 두 가지다. 이전에는 희귀했던 질환이 그만큼 흔해진 탓도 있지만, 더 큰 이유는 이를 치료하는 치료제 또는 의료 행위가 생겨났기 때문이다. 즉 치료제를 팔기 위해 질병이 홍보된 것이다. 순진한 대부분의 환자들은 질병을 퇴치하기 위한 국민 계몽(?) 차원의 공익 광고라고 믿겠지만 홍보 캠페인을 벌인 주체는 제약 회사의 마케팅팀이다. 판매를 통한 매출 증가가 일순위 목적인 집단이다.

그래서 사람의 몸에서 뇌세포와 신경 세포를 만들고, 세포막과 성호르몬을 만드는 필수적이면서도 기특한 '지질 단백질'에 불과한 콜레스테롤을 많은 사람이 '병명'으로 인식하게 되었다. 오명도 이런 오명이 없다. 왜 콜레스테롤 수치가 높아지고, 그것이 무엇을 의미하는지는 홍보되지 않는다. 콜레스테롤 수치를 정상으로 되돌릴 수 있는 식단이나 생활 습관도 홍보되지 않는다. 오로지 강조되는 것은, "콜레스테롤은 심장마비와 뇌졸중의 원인이고, 높으면 낮춰야 하며, 이를 낮추기 위해서는 약을 꼬박꼬박 복용해야 한다"라는 간단한 등식뿐이다. 매우 효과적이고 성공적인 마케팅의 결과라 할 수 있다.

알츠하이머병도 마찬가지다. 누구나 들어봤고 누구나 두려워하지만, 알츠하이머가 어떤 병인지 제대로 아는 환자들은 별로 없다. 생전의 모든 기억을 잊고 한 사람이 이 세상에서 지워지는 슬프고도 안타까운 병이라는 두려움만 각인되었다. 그 결과, 초기 증상이 나타나면 의사의 지시에 따라 약물 복용을 시작한다. 알츠하이머병은 노화의 일부이고, 유전적 소인이 존재하며, 되돌릴 수 없다는 전제를 깔아버리니 환자에게 남는 옵션은 진행을 늦추는 것뿐이다. 그리고 그 방법은 오로지 약물이 담당한다.

다행스럽게도 의료계 일각에서는 알츠하이머병을 제2의 당뇨로 보는 시각이 존재한다. 대사 질환으로 보는 것이다. 유전적 소양에 따른 노화의 일부로 손 놓고 받아들이는 운명이 아니라, 급격히 변화한 현대인들을 둘러싸고 있는 환경, 먹거리 등에서 원인을 찾는다. 알츠하이머병 환자 수가 단기간 내에 가파르게 증가한 현상을 설명할 수 있는 논리적인 시각이다.

안드레아스 모리츠 역시 이 책에서 현대 의학이 놓치고 있는 알츠하이머병의 '진짜 원인'을 지목한다. 그리고 그에 따른 예방책뿐만 아니라 알츠하이머병이 시작된 이후의 관리 방법까지 제시한다. 대사 질환이라는 시각에서 제시하는 예방과 사후 관리다.

내가 안드레아스 모리츠의 책을 좋아하고 추천하는 이유는 《환자 혁명》을 쓴 이유와 같다. 환자를 수동적인 존재에 머물게 하는 것이 아니라, 정보를 갖추고 스스로 판단 가능한 건강의 주체로서 그들에게 권한을 부여하기 때문이다. 정보 전달에 머물지 않고 영감을 불어넣기 때문이다.

가족 중에 알츠하이머병 환자가 있다면 반드시 필독해야 할 책이다. 아니, 지켜야 할 뇌가 있는 사람이라면 누구나 읽어볼 것을 권한다.

조한경(《환자 혁명》 저자)

차례

제1장 • 알츠하이머병의 진실

제2장 • 알츠하이머병의 원인

제5장・운동과 생활 습관 개선으로 알츠하이머병 예방하기

제6장 • 알츠하이머병 발병 후 관리하기

제7장 • 알츠하이머병을 두려워하지 말아야 할 이유

제1장
알츠하이머병의 진실

누구든 걸릴 수 있다

엘런은 3년 전에 남편과 사별했다. 이후 날이 갈수록 외로움이 깊어져 결국 더는 홀로 지낼 자신이 없어졌다. 그래서 집을 처분하고 아들네와 함께 살기로 마음먹었다. 아들 케니도 한시름 놓았다. 63세인 엘런은 이제 아들네와 함께 지내는 안락한 가족생활의 꿈에 부풀었다.

쾌활한 성격이라 가족 모두 엘런을 좋아했다. 손주들도 같이 잘 놀아주는 할머니를 무척 따랐다. 케니의 아내 스테퍼니도 집안일을 거들어주는 엘런을 고마워했다.

엘런이 장 보러 가서 사야 할 물건 몇 가지를 빠뜨리는 일이 잦았지만 문제가 되지 않았다. 때로는 세탁기를 돌리겠다고 약속한 일을 잊어버리기도 했지만 대수롭지 않게 여겼다. 다들 엘런이 나이가 있는 만큼 가끔씩 잊어버리는 게 당연하다고 느꼈다. 3대가 한 지붕 아래 행복하게 지내는 것만 해도 감사한 일이라고 생각했다.

그러다가 어느 순간부터 스테퍼니가 먼저 시어머니의 상황이 심상치 않다고 느꼈다. 사소하지만 걱정스러운 일을 계속 겪었기 때문이다. 하루는 엘런이 가스레인지를 켜고 그 위에 주전자를 올려두고는 까맣게 잊어버린 채 위층에서 다른 일을 했다. 스테퍼니가 발견하지 않았다면 큰일 날 뻔했다. 그러나 엘런이 자신은 가스레인지를 켠 적이 없다고 잡아떼며 스테퍼니가 그랬을 게 분명하다고 고집을 부리는 것이 더욱 걱정스러웠다.

또 한 번은 케니가 엘런을 병원에 모셔가기로 되어 있어서 일찍 퇴근했다. 엘런이 허리가 좋지 않아 매달 두 번째 수요일에 척추 지압을 받기로 되어 있었다. 지난 9개월 동안 계속해오던 일이었다.

하지만 케니가 퇴근했을 때 엘런은 집에 없었다. 오후 시간을 보내려고 이웃과 함께 경로당에 간 것이다. 케니가 반나절의 일을 못 하고 시간만 허비했다며 투덜대자 엘런은 되레 화를 내면서 도대체 왜 자기가 의사에게 가야 하느냐고 따졌다.

케니는 참 희한하다고 생각했다. 어머니가 그렇게 남의 사정을 헤아리지 않고 막무가내인 적이 없었기 때문이다.

엘런이 갖다 대는 핑계에 짜증이 났지만 내심 걱정이 더 컸던 케니는 그때부터 어머니의 행동을 주의 깊게 관찰했다. 이해가 가지 않는 일이 많았다. 가계부 기록도 거부하기 시작했다. 하루도 빠짐없이 즐기던 십자말풀이에도 손을 대지 않았다. 게다가 외출하지 않고 집 안에서 지내는 날이 점점 더 많아졌다. 케니가 그런 변화를 말해주며 슬쩍 떠보자 엘런은 "나처럼 나이 들면 어쩌다 그럴 수도 있지. 그게 무슨 문제야?"라고 대수롭지 않다는 반응을 보였다.

그리고 한 달쯤 지난 어느 날 저녁 식사 후 엘런은 잠자리에 든 손자에게 동화책을 읽어줄 때 등장인물들을 혼동했다. 희한한 일이었다. 어린 크리스는 잠자리에서 동화 듣기를 너무 좋아해서 계속 반복해 읽어달라고 졸랐기 때문에 엘런이 아주 사소한 부분이라도 잊어버리거나 헷갈리는 일은 상상도 할 수 없었다.

그 후 두어 달 동안 엘런이 깜빡깜빡하는 것을 여러 차례 목격하면서 가족들의 우려가 커졌지만 여전히 나이 탓으로만 생각했다. 그러던 어느 날 저녁 식탁에서 엘런은 의심스러운 눈길로 음식을 쳐다보다가 밀어내며 왜 자신에게 독을 먹이려 하느냐고 따졌다.

케니와 스테퍼니가 진정시키려 했지만 엘런은 몸을 사리면서 그들이 누군지 모른다며 자신을 죽이려는 음모를 꾸미는 일당이라고 소리쳤다. 그러고는 2분 정도 허공을 멍하니 응시하다가 제정신으로 돌아왔다.

케니는 병원에 한번 가보는 게 좋겠다며 어머니를 구슬리고 달랬다. 의사가 건망증 개선 방법을 알려줄 수도 있다는 생각에서였다.

신경과 전문의는 엘런에게 여러 가지 검사를 한 뒤 섬뜩한 진단을 내렸다. 모두가 두려워하는 알츠하이머병이었다. 그러나 그 진단은 온 가족이 1년 넘게 의심해왔지만 인정하지 않으려고 애쓰던 두려움을 확인해주었을 뿐이었다.

참담한 진단이었다. 나이가 그리 많지도 않은 엘런이 알츠하이머병으로 인해 다시는 예전과 같아질 수 없게 되었다니 기가 찰 노릇이었다. 이런 환자는 기억력을 조금씩 잃어가면서 말과 소통, 움직임의 능력도 차츰 감퇴되어 결국에는 신체 기능 전반의 통제력을 상실한다. 그러면 머지않아 자리에서 일어나지 못하는 상태로 죽음의 문턱에 이르게 된다.

문제는 그런 정서적인 고통만이 아니다. 엘런의 가족은 상주하는 요양 보호사를 고용해야 하고, 모든 생활을 엘런의 상태에 맞추어야 한다. 알츠하이머병은 완치가 불가능하다는 사실을 고려할 때 케니는 사랑하는 어머니가 서서히 죽어가는 모습을 그냥 지켜볼 수밖에 없다.

그러나 이 정도는 전체 이야기의 절반에 불과하다. 겉으로 드러나진 않지만 기만과 탐욕으로 가득한 나머지 이야기가 있다. 바로 지난 수십 년 동안 인류의 고통을 이용해 이득을 취해온 제약업계의 약탈적 행위 말이다. 그들은 모든 알츠하이머병 환자에게 병의 진행을 늦추거나 중지시킬 수 있는 약을 개발하겠다는 약속으로 이루어질 수 없는 희망을 내놓으며 환자들의 고통과 괴로움을 막대한 이익을 남길 수 있는 사업 기회로 삼았다.

그중에서도 특히 일라이릴리, 머크, 박스터, 존슨앤드존슨 같은 제약사는 자신들이 개발한 약이 알츠하이머병 환자들의 삶의 질을 높이는 데 도움을 줄 수 있다며 전 세계의 환자 가족들을 설득해왔다. 그러나 진실은 전혀 다르다. 알츠하이머병을 치료한다는 신약의 개발과 임상 시험은 환자들을 아프고 허약한 상태 그대로 가두어두려는 음흉한 수단에 지나지 않는다. 기존의 주류 의학은 알츠하이머병을 조금이라도 낫게 해줄 수 없다는 것이 어느 누구도 반박할 수 없는 사실이다. 알츠하이머병 외에 당뇨, 비만, 자폐증 같은 질병도 마찬가지다.

사실 도움이 된다고 그들이 주장하는 치료제는 오히려 문제를 악화시킬 뿐이다. 그 약의 독성이 우리 몸의 자연적 방어 체계를 해치기 때문이다. 제약업계가 환자나 환자 가족의 이익을 최우선으로 생각한다는 믿음은 금물이다.

알츠하이머병이란 무엇인가

알츠하이머병의 가장 주된 증상은 엘런의 경우처럼 기억 상실이다. 처음에는 단기 기억이 문제가 된다. 이런 건망증은 초기에는 잘 인지되지 않거나 인지되어도 대수롭지 않다고 무시된다.

그러나 시간이 흐르면서 건망증이 장기 기억 상실로 이어져 환자는 친구와 가족, 심지어 배우자도 알아보지 못하는 상황이 온다. 환자는 우울해 보이기도 하며 감정 폭발이 자주 나타난다. 인지 손상이 진행되면서 언어와 기억을 포함해 모든 정신적인 능력을 잃는 상태에까지 이른다. 그 과정의 어느 시점이 되면 환자는 스스로 거동할 수 없게 된다. 뇌의 위축과 손상이 지속되면 환자는 결국 사망에 이른다.

알츠하이머병은 노화에 따르는 자연적인 변화도 아니고, 정신 질환도 아니다. 말 그대로 뇌의 물리적인 변성으로 인한 병이다. 알츠하이머병은 환자에게 치명적일 뿐 아니라 가족들의 정서까지 황폐화하는 질병이므로 무엇보다 예방과 증상 완화를 위한 효과적인 방법을 찾는 문제가 시급하다. 이를 위해서는 먼저 그 근본 원인부터 이해해야 한다.

물론 우리는 이 책에서 알츠하이머병의 다른 측면도 탐구할 것이다. 하지만 먼저 이런 질문을 던지고 싶다. 예전에는 드물었던 알츠하이머병, 비만, 관절염, 고혈압, 당뇨병, 암 같은 질병이 지금은 많아진 이유가 무엇인지 생각해본 적이 있는가?

이와 같은 질병은 흔히 말하는 생활 습관병이다. 특히 알츠하이머병은 장기간에 걸쳐 축적된 독소가 우리 뇌에서 순환 장애에 따른 울혈과 염증을 일으키고 산소 공급을 가로막음으로써 나타나는 예측 가능한 결과다. 한마디로 뇌를 질식시키는 것이다. 건강에 해로운 음식과 생활 습관, 유해한 화학 물질에 대한 노출, 의약품의 장기 복용이 그 주된 원인이다. 그로 인해 뇌의 정상적인 작동에 필요한 산소와 영양분이 충분히 공급되지 않고, 생리적이고 생화학적인 이상 반응이 일어나면서 알츠하이머병이 생긴다.

그렇다면 어떻게 해야 할까? 문제를 해결하기 위한 첫 단계는 자신의 건강에 가장 좋은 것이 무엇인지 판단할 수 있는 능력은 자기 자신만이 가졌다는 사실을 올바로 인식하는 것이다. 거기에는 어떤 술책이나 비법도 필요 없다. 건전한 상식만 있으면 된다.

이 책은 알츠하이머병과 관련해 희망을 주는 것으로 그치지 않는다. 알츠하이머병이 왜 생기고, 그 병을 우리 스스로 예방하고 치유하는 데 도움을 주기 위해 무엇을 할 수 있는지 그에 대한 답변도 제시한다. 이미 알츠하이머병의 일부 증상이 나타난 환자라도 자신의 몸을 정화하고, 균형을 맞추며, 마음과 정신의 건강을 회복하기 위해 취할 만한 조치들이 얼마든지 있다.

마음과 몸의 연결

몸을 가꾸고 돌보는 것만으로도 자신의 건강을 충분히 유지할 수 있다. 하지만 그런 사실을 믿지 못하는 사람이 너무 많다. 암, 심장병, 당뇨병, 알츠하이머병 같은 여러 질병과 관련해서 흔히 사람들은 의학적 진단을 변경할 수 없는 운명이라고 믿는다. 그리고 설령 그 진단이 사망 선고라 해도 그저 받아들일 수밖에 없다고 체념한다.

더구나 환자들에게 치료제로 처방되는 약은 해당 질병을 뿌리부터 고치도록 설계된 것이 아니라 다만 증상을 드러나지 않게 가릴 뿐 실제로는 그대로 유지시킨다. 당연히 제약업계에 이득이 될 수밖에 없다. 치료제로 개발된 의약품의 효능이 너무 미미해서 위약(僞藥, 플라세보) 효과에 불과할 정도라는 사실을 많은 연구 결과가 보여주고 있다.

제약사들은 자사가 개발한 약에 환자를 묶어두어야 이익을 극대화할 수 있다. 이런 이유로 그들은 인간에게 그 같은 '암울한 운명'을 바꿀 내적 지능이 있다는 사실을 애써 외면하고 우리가 무차별적이고 사악한 질병의 피해자가 될 수밖에 없다는 논리를 끊임없이 주장한다.

지금 우리는 알츠하이머병을 포함해 여러 질병이 유행 수준이라 할 만큼 급속히 확산되는 것을 목격하고 있다. 왜 그럴까? 다른 이유가 없다. 우리 몸이 가진 내재적인 능력을 인정하지 않고, 기껏해야 증상만 완화하고 자칫하면 생명을 위협할 수 있는 주류 의학의 접근법을 고집하기 때문이다.

제약사들이 사용하는 간단한 공식이 있다. 사람들이 건강하면 제약사들의 이익이 줄어들고, 사람들이 질병의 사이클에 갇히면 노다지를 캘 수 있다는 것이다. 그들은 지난 수 세기 동안 간단하고 상식적인 처치가 수많은 문화권 사람들의 건강을 지켜주었다는 사실을 인정하지 않으면서 그런 원시적인 방법보다 자사의 치료제가 더 효과적이라는 것을 우리에게 납득시키려고 애쓴다. 그래야 수익을 올릴 수 있기 때문이다.

믿기 어려운가? 더 놀라운 사실도 있다. 매년 미국인 90만 명 이상이 자신이 진단받은 질병 때문이 아니라 의학적 치료 결과로 목숨을 잃는다. 이 얼마나 역설적인 사실인가?

이제 우리의 건강이나 질병과 관련해 터무니없는 믿음의 부추 김으로 끝없이 이어지는 악순환의 고리를 과감하게 끊어야 할 때다. 또 아픈 사람이 피해자나 희생자가 아니라는 사실을 인식하고, 의료업계를 무조건 신뢰하기보다 먼저 자신의 웰빙을 스스로 관리해야 한다.

무엇보다 자신에게 알츠하이머병의 근본 원인을 발견하고 해결할 능력이 있으며 우리 몸에 자가치유력이 있음을 굳게 믿어야 한다. 독성 화학 물질이 가득한 약으로 우리 몸의 자연치유를 방해하는 일을 멈추고, 우리 몸이 스스로 치유하고 자연적인 균형 상태와 활력을 되찾도록 해주는 다양한 요인들을 회복해야 한다.

당연한 말이지만 특정 질병의 근본 원인을 알 수 있다면 그 지식을 바탕으로 해당 질병을 사전에 예방할 수 있다. 더구나 알츠하이머병에 실질적으로 효과가 있고, 또 지금 당장 사용할 수 있는 자연요법이 매우 많다. 제약업계는 우리가 모르기를 바라겠지만 그런 방법이 분명히 존재한다는 사실을 잊지 말아야 한다.

물론 현재로서는 알츠하이머병을 완치할 방법이 없다. 그러나 부지런함과 약간의 상식을 동원하면 알츠하이머병 증상이 나타날 수 있는 가능성을 최소화하고, 이미 나타난 증상도 완화할 수 있다. 자신의 운명을 바꾸고 건강을 증진할 수 있는 힘은 자신에게만 있다는 사실을 잊지 말기 바란다.

이 책을 통해 나는 알츠하이머병의 원인을 명확히 밝히고 예방과 치유에 도움이 되는 전략을 제시하고자 한다. 자신의 건강을 지키고 증진할 수 있는 힘은 우리 자신의 내부에 있다.

자연적인 노화 vs 알츠하이머병

알츠하이머병은 현대인이 가장 두려워하는 질병 중 하나다. 전 세계의 알츠하이머병 환자는 2014년 기준으로 약 3600만 명이었고, 현재의 추정치는 약 4400만 명이며, 2050년에는 그 수가 3배로 늘어날 전망이다. 우리 가운데 거의 모두가 친구 또는 가족이 알츠하이머병으로 고생하는 것을 보거나 그 병에 걸린 사람을 알고 있다.

알츠하이머병이 오면 기억이 왜곡되고 희미해지다가 마지막에는 완전히 사라진다. 가족과 가까운 친구도 못 알아보거나 잊어버린다. 병이 진행되면 환자는 하던 말을 어떻게 마무리해야 할지 모르고, 스스로 자신을 돌볼 수도 없다. 어린아이처럼 행동하거나 꿈속 같은 상태에서 상상과 현실을 혼동한다. 피해망상에 시달리고 가장 가까운 가족조차 불신하게 된다.

이 같은 인지 장애가 노화 과정의 일부로서 어쩔 수 없는 상태라는 잘못된 생각이 널리 퍼져 있다. 게다가 의료업계와 제약업계는 이런 증상이 노화의 일부로서 불가피하다면 알츠하이머병을 예방하려는 노력은 아무 의미가 없다고 단정한다. 그들에 따르면, 우리가 할 수 있는 최선은 당연히 더 많은 약으로 증상을 관리하는 것이다.

하지만 그런 주장은 사실과 다르다. 나이가 들면서 정신적 능력이 조금씩 떨어질 수는 있지만 알츠하이머병처럼 심한 상황은 결코 자연적인 노화에서 비롯되는 것이 아니다. 그리고 사람들은 정신적인 능력의 감퇴를 막을 수 없다고 믿지만 그 역시 사실이 아니다.

자연적으로 노화하는 뇌와 알츠하이머병 환자의 뇌는 다르다. 일반적으로 50세가 넘어가면 어느 정도의 기억력 저하가 나타난다. 활발한 뇌를 가진 건강한 성인도 55세 정도부터는 기억을 관장하는 뇌 부위인 해마가 위축되기 시작한다. 암 등 치명적인 질병을 진단받는 환자들이 사망 선고를 받은 것처럼 생각하듯이 나이가 들면 알츠하이머병에 걸릴 수 있다고 생각하는 사람들 대다수는 그런 상황이 와도 어쩔 수 없는 일이라며 체념하거나 약(효과가 전혀 없거나 오히려 문제를 악화시킬 수 있다)에 전적으로 의존하려 한다.

그러나 우리는 젊은 시절의 인지 기능을 황혼기 늦게까지 큰 차이 없이 유지할 수 있다는 사실을 집단 경험을 통해 알고 있다. 예를 들어 널리 사랑받은 코미디언 베티 화이트는 90대에도 정신이 맑았다. 윈스턴 처칠과 지미 카터 같은 세계 지도자들도 70대, 80대, 심지어 그 후까지도 활동적이었다. 조지 H. W. 부시 전 미국 대통령은 80대에도 스카이다이빙을 즐겼다. 오스트리아의 뛰어난 작곡가 안톤 브루크너는 노년에도 빼어난 교향곡을 작곡하는 능력을 잃지 않았으며, 생을 마감하는 순간까지도 숭고한 곡을 창작했다.

그러므로 70세를 넘어가면서 인지 기능 감퇴를 경험하는 사람이 적지 않으나 그런 퇴행이 불가피한 것은 아니다. 인체의 모든 세포는 노화를 겪지만 건강한 신체는 끊임없는 보수 작업을 통해 손상을 최소화함으로써 거의 정상적인 기능을 유지할 수 있다.

바람직하지 않은 생활 습관, 독소의 과다 축적, 스트레스 또는 여러 다른 요인이 작용한 결과로 정상적인 손상과 기능 감퇴가 임계치를 넘어설 때만 이런 복구 작업이 중단되고 급속한 퇴행이 진행되면서 더는 돌이킬 수 없게 된다. 뇌에서 그런 상황이 발생하면 알츠하이머병이라고 부른다. 알츠하이머병은 정상적인 세포 손상을 넘어서서 기존의 뇌 신경 세포 연결망을 파괴하고, 기억력과 인지 기능을 망가뜨리는 점진적인 과정을 가리킨다.

알츠하이머병을 예방하거나 진행된 증상을 되돌리려면 가장 먼저 이 병이 자연적인 노화의 일부분이 아니라는 사실을 이해해야 한다. 그러나 정상적인 노화와 알츠하이머병으로 피해를 보는 뇌 부위가 같기 때문에 그 둘을 구별하기는 쉽지 않다.

자연적인 노화와 알츠하이머병은 둘 다 측두엽에 영향을 미친다. 측두엽은 단어와 사건 등 세부 사항의 기억을 포함한 의식적인 회상을 관장하는 뇌 부위다. 알츠하이머병은 특히 기억과 인지 기능을 섬뜩할 정도로 빨리 퇴행시키기 때문에 더 큰 피해를 초래한다.

알츠하이머병 환자에게서 측두엽 퇴행이 급속히 진행되는 것은 주로 염증의 산물인 베타아밀로이드라는 단백질이 뇌에 과도하게 축적되어 뇌의 신경 세포를 파괴하기 때문이다. 이 염증은 부실한 식단이나 흡수 불량에 의한 영양 부족과 운동 부족(이 두 가지는 신체 조직의 산화 스트레스를 가중시킨다), 중금속 축적, 신경을 자극하는 흥분 독소(excitotoxins, 인공 감미료 등 식품 첨가제, 불소, 알루미늄, 중금속, 그 외 환경 독소 포함)의 섭취 등 여러 가지 요인으로 발생할 수 있다.

많은 과학자가 베타아밀로이드 플라크는 나이 들면서 자연적으로 뇌에 축적되기 때문에 예방할 방법이 없다고 믿지만 다음의 일화는 전혀 그렇지 않다는 사실을 보여준다.

네덜란드의 한 여성은 82세가 되었을 때 사후 자신의 신체를 과학 연구를 위해 기증하기로 결심했다. 그러다 111세가 되자 그녀는 자신의 몸이 너무 늙어서 과학 연구에 적합하지 않을 것이라고 걱정했다. 하지만 과학자들은 그녀의 보기 드문 장수에 더 큰 관심을 가졌다. 이후 4년간 그녀는 두 가지 검사를 받았다. 그 결과는 그녀의 인지 기능 수준이 60~80세보다 더 높다는 사실을 보여주었다. 111세에도 기억 상실의 증거를 거의 찾아볼 수 없었다.

그녀는 115세에 사망했다. 시신을 부검한 네덜란드의 신경과학자 헤르트 홀스테헤는 그 결과를 학술지 《노화 신경생물학》에 발표했다. 천문학적인 수익을 올리는 제약업계의 주장을 뒤집는 내용이었다.

그 여성의 뇌에서는 죽상 경화증(동맥 협착)이나 뇌의 비정상적 상태의 증거가 전혀 발견되지 않았다. 무엇보다 베타아밀로이드를 포함해 알츠하이머병의 흔적을 조금도 찾아볼 수 없었다. 몇 가지 사소한 비정상적 상태가 보였으나 그 수준이 미약해서 치매는 물론 정신적인 기능의 손상을 일으킬 정도도 아니었다.

뇌 위축이 자연적인 노화의 일부라고?

물론 나이 들면 치매가 나타날 가능성이 커진다. 미국 국립노화연구소(NIA)에 따르면, 모든 뇌는 나이가 들면서 위축되고 정신적인 기능 감퇴의 일부 형태는 누구도 피할 수 없다. 그러나 최악의 치매를 부르는 알츠하이머병과 그에 따르는 극단적인 뇌 위축은 현재 의학계의 주류 견해와 달리 결코 자연적인 노화의 일부가 아니다.

현재 알츠하이머병은 미국인들의 주요 사인 중 여섯 번째를 차지한다. 만약 주류 의학계의 주장대로 알츠하이머병이 단지 속도가 빠르거나, 좀 더 확연히 또는 심하게 나타나는 노화 현상의 일부일 뿐이라면 결국 그 같은 노화가 미국인들을 사망으로 몰아가는 여섯 번째 원인이라는 뜻이 된다. 터무니없는 소리 아닌가?

알츠하이머병을 자연적인 노화와 동일시하는 것은 주류 의학계가 우리를 세뇌시켜 제약업계의 품에 넘기려고 줄기차게 부추기는 또 다른 허구적 주장이다. 다행히 이 사악한 술책에 눈을 뜨는 사람들이 점점 많아지고 있다.

미국심리학협회(APA)가 발행하는 학술지 《신경심리학》에 발표된 연구에 따르면, 건강한 뇌도 나이 들면서 위축된다는 결론을 내린 초기 연구들은 적절히 선별되지 않은 대상자들을 포함시킨 것으로 드러났다. 뇌 질환이 발견되지 않았거나, 서서히 진행되는 뇌 질환을 가진 대상자들이 건강한 사람으로 잘못 분류되면서 연구자들은 다른 질환이 아니라 노화가 뇌세포를 파괴하고 뇌를 위축시킨다고 판단했던 것이다. 이는 고령자에게서 나타나는 뇌 위축이 과대평가된 반면, 고령자가 가진 건강한 뇌의 정상적인 크기는 과소평가되었다는 뜻이다.

하지만 네덜란드에서 68세에 초점을 맞추어 장기간에 걸쳐 실시된 마스트리흐트 노화 연구의 결과는 달랐다. 연구 대상자들은 뇌졸중을 겪은 적도 없었고, 알츠하이머병을 포함한 치매나 파킨슨병을 앓은 적도 없었다. 그들은 연구 시작 시점과 그 후 9년 동안 3년에 한 번씩 치매와 알츠하이머병을 비롯한 신경심리 검사를 받았다. 첫 3년이 지난 다음에는 같은 검사에 뇌 크기를 측정하기 위한 MRI도 찍었다(기억 형성과 유지에 필수적인 해마와 인지 기능에 중요한 전두엽과 전측 대상 피질 부위를 중심으로 촬영했다).

연구 기간이 끝났을 때 대상자들은 두 그룹으로 나뉘었다. 연구 기간 내내 치매가 나타나지 않아 인지적으로 건강하다고 판정된 35명이 첫 그룹이었고, 공식 치매 진단을 받지는 않았으나 연구 과정에서 인지 기능이 상당히 저하된 30명이 두 번째 그룹이었다.

첫 그룹의 뇌는 대부분 변화가 없었지만 두 번째 그룹의 뇌는 상당한 변화를 보였다. 이전의 여러 연구들은 그런 뇌 위축을 단순히 자연적인 노화 탓으로 돌렸다. 실제로는 발견되지 않은 뇌 질환이 뇌를 위축시킨 주범이었는데도 말이다. 반면 마스트리흐트 연구는 뇌의 건강이 유지되는 한, 나이와 상관없이 뇌 질량은 크게 줄어들지 않는다는 결론을 내렸다.

자연건강 옹호자들이 오래전부터 해온 주장이 바로 그것이었다. 우리가 이미 알고 있는 내용을 입증하기 위해 또다시 시간과 돈을 들여야 한다는 사실은 쓸데없는 낭비다.

알츠하이머병을 완치할 방법은 없지만 이 치명적인 질병의 발병 위험을 낮추고, 발병했을 때 그 증상을 최소화할 수 있다고 입증된 자연건강 전략이 많다. 그러나 안타깝게도 우리는 그 같은 상식적인 전략으로는 별다른 효과를 기대할 수 없다는 현대 의학의 편견에 깊이 빠져 있다.

자연건강 전략의 예는 균형 잡힌 식단, 운동, 활동적이고 사교적인 생활, 명상 같은 스트레스 감소 기법, 십자말풀이나 취미 생활을 통한 정신적인 자극 등이다. 이런 기본 전략과 알츠하이머병의 관계에 대해서는 이 책 후반에서 자세히 살펴보겠다.

자연의학에 대한 제약업계의 선전 포고

치매와 알츠하이머병의 발병 위험을 낮추는 자연요법이 오랜 세월 검증되었는데도 왜 주류 의료 산업은 이를 애써 무시하는 걸까? 거기에 걸려 있는 막대한 이익을 고려하면 그 이유를 이해하는 게 어렵지 않다. 그들이 제시하는 해결책은 비용이 많이 들면서도 효능도 없고 오히려 건강을 해칠 수 있는 약을 포함한다. 그런 약은 수익을 올리는 데만 효과적일 뿐이다.

그들은 자신들이 '치료제'로 개발한 약의 이익을 극대화하기 위해 수단과 방법을 가리지 않는다. 예를 하나 들면, 현재 의료업계는 알츠하이머병의 재정의를 시도하고 있다. 왜 그럴까? 더 일찍 진단하고 치료하기 위해서다. 그래야 더 많은 이익을 올릴 수 있기 때문이다.

알츠하이머병의 발병에 기여하는 요인은 매우 다양하다. 유전적 소인(드문 경우), 환경적 요인, 알루미늄이나 실리콘 등의 화학물질 같은 독소에 대한 장기적인 노출, 불건전한 생활 습관의 결과에 따른 신체 조직의 산화 피해 등이 포함될 수 있다. 그러나 알츠하이머병은 부검을 통해서만 확정적으로 진단할 수 있다.

알츠하이머병 진단의 새로운 기준을 도출하기 위한 국제 실무단의 연구자들은 이 병의 진단 기준을 변경해야 한다는 취지의 보고서를 발표했다. 그들이 제시한 새로운 기준에 따르면, 일화적(逸話的) 기억 장애를 겪는 환자나 알츠하이머병과 관련된 생체표지자(生體標識子, 바이오마커) 중 한 가지에만 양성 반응을 보이는 환자에게 곧바로 알츠하이머병 진단을 내릴 수 있다.

생체표지자는 특정 증상의 존재를 시사하는 조직 내부의 항원이나 화학 물질이다.

다시 말해 이들은 알츠하이머병 환자를 치료하기 위해서는 치매가 완전히 진행될 때까지 기다릴 필요가 없다고 주장한다. 이론상으로는 완벽하게 합리적으로 들리지만 수익성 높은 알츠하이머병 치료제 시장을 쉽게 확장할 수 있는 방법이기도 하다. 아울러 이런 약이 기껏해야 위약 수준의 효능을 보일 뿐이고 최악의 경우 오히려 증세를 악화시킬 수도 있다는 점을 감안하면 더 이른 시기에 이런 약을 사용하는 것이 결코 좋은 생각은 아니다.

소위 '전문가'의 터무니없는 논리

게다가 의료업계는 오랜 세월에 걸쳐 검증된 자연적인 예방 조치와 치료를 의도적으로 무시한다. 알츠하이머병에 대한 약물 치료를 더 빨리 시작하기 위해서다. 심지어 미국 국립보건원(NIH)을 비롯해 국민의 건강을 지킨다고 주장하는 기관들마저 효능 있는 자연 예방과 치료법의 보급을 방해함으로써 의료업계의 더 큰 수익을 보장해준다. 이런 식으로 악순환이 지속된다.

NIH는 한술 더 떠 제약업계를 도우려는 열의에 찬 나머지 자연적인 지혜마저 부인한다. 얼마 전 알츠하이머병의 전문가라는 사람들로 구성된 패널이 워싱턴 DC 부근의 NIH 본부에서 모임을 가졌다. 그들의 목적은 알츠하이머병을 식이요법과 생활 습관 변경으로 예방할 수 있는지를 논의하는 것이었다.

그들은 몇 가지 연구 논문을 살펴본 뒤 알츠하이머병을 피할 수 있는 길은 없다고 흔쾌히 결론지었다. 그렇다고 그들이 검토한 논문들이 그 결론을 뒷받침했다는 뜻은 아니다. 오히려 그 논문들은 특정 건강기능식품이나 신체 활동이 알츠하이머병 예방에 도움을 준다는 점을 명확히 보여주었다. 그런데도 그들은 미리 정해진 결론과 다르기 때문인지 그런 증거가 중요하지 않다고 판단했다.

노스웨스턴 대학의 예방의학 교수인 마사 데이비글러스 박사도 알츠하이머병과 식이요법, 운동, 생활 습관 변경 사이에는 인과 관계가 성립되지 않는다고 주장했다. 하지만 전문가라는 그들이 일류 대학의 학위를 자랑하고, 논문을 많이 쓰고, 흰 가운을 입는다고 해서 그들의 견해가 오래전부터 전해 내려오는 자연적인 지혜보다 더 낫다고 말할 수는 없다.

자연의학을 대하는 그들의 오만한 태도는 수천 년에 걸쳐 검증된 상식을 폄하한다. 한마디로 우리가 몸을 잘 대우하면 몸도 우리를 잘 대우한다는 상식 말이다. 사람은 실험실의 배양 접시가 아니라 자연에서 생겨났다. 자연은 우리에게 스스로 치유할 수 있는 능력과 도구를 제공했다.

그들 전문가 집단의 견해는 '닭이 먼저냐, 달걀이 먼저냐?'라는 전형적인 딜레마의 사례다. 고령자가 정신적으로 건강한 것은 신체적으로 또 사회적으로 활동적이기 때문인가? 아니면 그들이 정신적으로 건강하기 때문에 신체적으로 또 사회적으로 활동적인가?

다시 말해 그들의 견해는 운동을 자주 한다고 해서 알츠하이머병의 발병 위험이 낮아지지는 않지만(사실은 낮아진다!) 신체적으로 알츠하이머병의 발병 위험이 낮기 때문에 운동을 자주 하게 된다고 말하는 것과 같다. 또 다른 예를 들어보겠다. 오메가3 지방이 풍부한 식단이 알츠하이머병의 발병 위험을 낮추지는 않지만(실제로 낮춘다!) 신체적으로 알츠하이머병의 발병 위험이 낮기 때문에 오메가3 지방이 풍부한 음식을 섭취하게 된다고 말하는 것과 같다. 그야말로 우스꽝스러운 논리가 아닌가?

알츠하이머병 예방에 관한 어떤 연구에 비추어보더라도 데이비글러스 박사의 주장은 터무니없는 소리로 판명된다. 양식과 분별력이 아니라 사람들이 스스로 무력한 피해자라고 느끼도록 만들기 위한 논리이기 때문이다. 우리 스스로의 힘으로는 아무것도 할 수 없기 때문에 자신의 건강을 제약업계에 맡겨야 한다고 생각하도록 유도한다는 뜻이다.

아울러 그 전문가들은 자연적인 건강 유지법이 자신들의 기준에서 효과적으로 입증되기 전에는 절대로 유익하다고 믿기를 거부한다. 또한 마찬가지 논리로 그들은 불소와 알루미늄 같은 잘 알려진 화학적 오염 물질이 자신들의 기준에서 유해하다고 증명되지 않았다며 그 물질들을 옹호한다. 의료업계가 우리의 건강을 보는 방식에 무언가 기본적으로 잘못된 게 분명하다. 앞에서도 말했지만, 그들의 진정한 관심은 우리 몸의 건강이 아니라 자신들의 재정 건강에 있다.

따라서 우리는 스스로 질병을 예방할 능력이 없다는 숙명론적 견해를 단호하게 배격해야 한다. 그건 과학만이 아니라 상식에도 배치되는 허구적인 믿음이다. NIH가 어떻게 주장하든 간에 우리에게는 알츠하이머병의 발병 위험을 낮추고 병이 진행되었을 때 증상을 완화하거나 역전시킬 자연적인 방법이 수십 가지나 있다. 모두 오랜 세월을 거치며 검증된 방법이다.

그들은 전체 이야기의 절반밖에 모른다

전문가라는 과학자들조차 지구가 평평하며 정지해 있다고 믿었던 시절은 오래전의 일이 아니다. 그들은 매일 저녁이면 태양이 지평선 아래로 떨어지고, 다음 날 아침이면 다른 쪽 지평선에서 떠오르는 것을 육안으로 확인했다. 이 '진실'을 반박하기는 매우 어려웠다. 아침저녁이면 누구나 눈으로 볼 수 있는 현상이기 때문이었다. 그들은 자신들이 본다고 생각하는 것이 실제로 일어나는 현상이 아니라는 사실을 깨닫지 못했다.

지금 우리는 그러한 무지에 너그러운 미소를 보낸다. 우리는 지구가 둥글며, 자전과 공전으로 태양을 중심으로 돌고 있다는 실제 현상을 똑바로 알기 때문이다. 그러나 현대 질병의 경우, 우리는 지금도 여전히 구태의연하고 부정확하며 허구적인 믿음에 얽매여 있다. 여기서 허구적인 믿음이란 옛날 할머니들 사이의 실없는 미신을 가리키는 게 아니라 현대 의학의 잘못된 인식을 말한다. 더할 나위 없이 모순적이다.

지금 우리는 다른 사람들이 주관적이고 개인적인 사실로 받아들이는 것을 그대로 따라서 맹신하는 덫에 빠져들고 있는 게 아닐까? 이 질문에 누구든 그렇지 않다고 대답할 가능성이 크다. 요즘은 무엇이 실제이고 무엇이 허구인지 입증할 만한 객관적이고 과학적인 연구로 진위를 가려낼 수 있기 때문에 무지했던 과거와 다르다고 생각할지 모른다.

그러나 진실을 알고 보면 실망이 클 수밖에 없다.

첫 번째 진실은 과학적인 연구란 대개 과학자 자신의 주관적인 아이디어나 느낌, 생각 또는 기대를 바탕으로 한다는 것이다. 과학적인 가설의 속성이 그렇다.

두 번째 진실은 과학적인 연구라고 해도 거의 무한한 변수와 인적(人的) 오류의 영향을 받는다는 것이다. 그런 영향력은 연구 결과를 예측 불가능하게 바꿔놓을 수 있다.

세 번째 진실은 대다수 연구가 특별한 의도나 편견을 가진 기관의 재정적 지원이나 감독을 받는다는 것이다. 이 때문에 현대의 과학적 연구는 결과를 조작하려는 기만적인 술수에 매우 취약하다.

예를 들어 2010년 10월 학술지 《의학연보》에 실린 논문에서 캘리포니아 대학 연구자들은 2008~2009년에 실시된 임상 시험 145건 중 92%가 사용된 위약의 형태를 밝히지 않았기 때문에 무효라고 지적했다. 그중 1건은 콜레스테롤 수치를 높이는 위약을 대조 그룹에 사용함으로써 고지혈증 치료제인 리피토 같은 스타틴 계열의 약이 위약보다 더 효과적이라는 점을 쉽게 입증할 수 있었다. 그럼에도 미국 식품의약국(FDA)은 이처럼 완전히 비과학적인 임상 시험의 결과를 용인했다.

편향되고 결함 있는 연구가 용인된다는 사실 자체도 심각한 문제이지만 종종 그런 의심스러운 연구가 또 다른 새로운 연구를 뒷받침하는 증거로 사용되어 더 큰 문제를 만든다. 무엇보다 그 같은 악순환은 환자 치료에 부정적인 영향을 미치거나 생명을 위태롭게 만들 수 있기 때문에 반드시 그 고리를 끊어야 한다.

가끔씩 그런 허위가 폭로된다. 제약사의 실수 또는 데이터 조작이 밝혀지거나, 특정 약의 심각한 부작용을 감춘 사실이 드러나기도 한다. 하지만 서글픈 것은 그들이 그 같은 고비를 별 탈 없이 넘긴다는 사실이다. 어느 정도 벌금을 물고 나서 언제 그랬느냐는 듯 뻔뻔스럽게 사업을 계속한다. 누구도 책임지지 않고, 누구도 형사 처벌을 받지 않는다. 그렇다. 제약업계는 비양심적인 행동을 해도 면책 특권을 누린다. 그들은 의료 사기법을 적용

받지 않는 것처럼 행동한다.

제약사가 자신들의 편향된 가설에 반대되는 진실된 임상 시험 결과를 발표하는 일은 상상도 할 수 없다. 이해 충돌 사례가 뻔한데도 제약사들은 세계 도처에서 수많은 연구에 재정적인 지원을 제공한다. 이처럼 제약사들의 이익을 근거로 어떤 연구가 자신들에게 적합하고, 어떤 연구가 적합하지 않은지를 판단하는 독점적인 방식이 우리에게 매우 소중한 과학적 증거를 결정한다. 너무나 노골적인 이익 충돌이 분명한데도 더 많은 사람이 이의를 제기하지 않는 것이 참으로 충격일 따름이다.

네 번째 진실은 연구 결과에 따른 금전적, 경력적, 특권적 이해관계 없이 이타주의 정신에 충실한 연구자들이 있지만 현대 과학 연구의 대부분은 전혀 기대하지 않았던 무언가를 발견하는 경우가 아주 드물다는 것이다.

과학 연구에는 재정 지원이 필요하다. 특히 의학 연구와 신약 임상 시험에는 막대한 비용이 든다. 그런 사실을 잘 아는 제약업계는 자신들의 이익이 걸려 있을 경우 기꺼이 그 비용을 댄다. 물론 거기에는 연구 결과나 임상 시험 결과가 자신들의 가설과 일치해야 한다는 조건이 따른다.

따라서 선의를 가진 양심적인 연구자들도 후원 기관(제약사)의 마음에 들도록 결과를 해석하거나 데이터를 조작해야 한다는 극심한 압력에 시달릴 수밖에 없다. 생계를 유지하고 더 많은 연구 자금을 지원받기 위해 그들은 후원 기관이나 투자 기관이 수익을 올릴 수 있도록 여러 가지 양보와 타협을 한다. 그런 현실을 무시하는 연구자들은 추가 지원을 포기해야 한다.

불행히도 이런 사실은 신약의 경우 전문가들이 안전하다고 주장해도 실제로는 그렇지 않을 수 있다는 점을 의미한다. 다른 한편으로 의료업계는 자연요법을 폄하하려고 애쓴다. 자연요법은 특허 출원이 불가능해 큰 수익을 올릴 수 없기 때문이다.

이해 충돌의 실상

공적 기금으로 운영되는 연구소는 당연히 수익을 지향하기보다 중립적인 노선을 견지해야 하지만 이 역시 제약업계의 영향력에서 자유롭지 못하다. 연구자들이 정부뿐만 아니라 대형 제약사로부터도 재정 지원을 받기 때문이다. 의학 연구 기관과 제약업계 사이의 이 같은 이해 충돌은 널리 존재하지만 단속받는 경우는 아주 드물다.

예를 들어 미국 국립보건원(NIH) 노인정신의학부의 선임 연구원이던 피어슨 '트레이' 선덜랜드 3세는 제약사로부터 개인적으로 재정 지원을 받는다는 사실을 밝히지 않아 이해충돌법 위반 혐의로 기소되었다. 알츠하이머병 연구를 담당한 바로 그 부서였다.

보도에 따르면, 선덜랜드는 1997~2004년 화이자로부터 지원금을 받은 사실을 신고하지 않았다. 그는 뇌척수액 샘플에서 알츠하이머병 표지자를 찾는 연구에 대한 자문료로 연간 2만 5,000달러, 알츠하이머병 환자와 생체표지자에 관한 또 다른 연구가 진행되는 동안 그에 대한 자문료로 연간 2만 5,000달러, 회사 회의에 하루 참석한 대가로 2,500달러를 받은 것으로 밝혀졌다.

그는 자신을 포함해 NIH의 많은 동료 연구원이 재정 관련 신고서 작성을 '성가신 관료주의 형식'으로 여긴다고 말했다. 그러면서 변호사를 통해 자신은 추가 소득을 숨길 의사가 전혀 없었다고 주장했다.

그의 혐의는 화이자와 재정적인 관계를 가진 것이 아니라 그 사실을 정부의 기준에 맞게 밝히지 않았다는 것이었다. 하지만 그런 재정적인 관계로 연구 결과가 왜곡되어 발표된다면 수많은 사람이 위험에 처할 수 있지 않은가? 그럼에도 이에 대한 처벌은 기껏해야 1년 징역형과 10만 달러의 벌금에 그쳤다. 선덜랜드는 이미 화이자로부터 벌금액의 3배에 달하는 돈을 받았다. 어느 면으로 보나 터무니없이 형식적인 처벌이다.

소비자 건강 보호 운동가이자 《당신의 건강 능력을 되찾아라 (Take Back Your Health Power)》의 저자인 마이크 애덤스는 제약업계의 돈을 포함해 기업의 영향력이 보건과 관련된 모든 정부 기관에 침투했다고 말했다.

"제약사들은 FDA 같은 규제 기관부터 NIH 같은 연구 기관에 이르기까지 모든 정부 기관에 뇌물을 써서 자사의 이익 극대화에 필요한 영향력을 확보한다. NIH 연구원 한 명이 기소된 것은 빙산의 일각일 뿐이다."

이 사건은 NIH 연구원들의 도덕적 해이에 대한 전수 조사로 이어졌다. 의회의 조사 결과, 대형 제약사의 돈을 받고 신고하지 않은 NIH 연구원은 44명으로 밝혀졌다. FDA도 비슷한 조사를 받았다. 이후 NIH는 연구원들이 제약사에 투자하거나 제약업계를 위해 일하는 것을 제한하는 새로운 규정을 발표했다. 그러나 새로운 규정이 충실히 시행된다 해도 솜방망이 처벌 때문에 효과를 장담하기는 어렵다. 특히 연구원들이 제약사로부터 받는 돈이 벌금보다 훨씬 많다면 위험을 감수할 만하다고 생각할 수 있기 때문이다.

그들의 말을 믿을 수 있을까?

이 질문에 대한 답은 한마디로 '노(No)'다. 전혀 믿을 수 없다. 흔히 사람들은 알츠하이머병을 자연적인 노화의 일부로 여긴다. 의료업계도 그렇게 믿어야 한다고 계속 주장한다. 하지만 결코 그렇지 않다.

다시 정리하자면 알츠하이머병이 자연적인 노화의 일부가 아니라는 사실을 우리는 두 가지 이유에서 알 수 있다. 첫째, 역사를 통해 저명한 사람들만 아니라 일반인도 생의 마지막까지 정신적인 명민함을 유지할 수 있다는 것을 보여준 사례가 많다. 둘째, 알츠하이머병을 일으킬 수 있는 요인들은 하나같이 나이가 아닌 생활 습관과 관련이 있다. 고령에도 인지 기능을 유지하는 데 도움을 주는 자연건강 방법들을 충분히 이해하면 치매와 알츠하이머병을 우리 스스로는 막지 못한다는 제약업계의 말을 그대로 믿어야 할 이유가 없다.

요컨대 치매와 알츠하이머병은 다양한 요인이 일으키는 비정상적인 신경 증상이다. 그 요인에는 환경의 화학적인 오염, 불건전한 생활 습관, 정신적인 자극의 부재, 음식을 통한 중금속과 독소의 섭취, 유해 성분이 들어 있는 화장품과 위생용품 사용, 백신 접종 등이 포함된다. 영국 노팅엄 대학의 케빈 모건 교수는 "치매는 우리가 예방하고 치료할 수 있는 뇌 질환에서 비롯된다"라고 설명했다.

모건 교수와 일부 학자들의 이러한 언급은 어찌 보면 대수롭지 않게 들릴 수 있지만 사실은 충격적이고 의미심장하다. 수십 년 동안 의학계를 지배해온 사고방식의 전면적인 변화를 의미하기 때문이다. 하지만 그 언급에는 다음과 같은 조건이 따랐다. "아직 더 많은 연구가 필요하다." 더 많은 연구 자금이 필요하다는 뜻이다. 이해되지 않는 질병이 등장하면 의학 연구 분야는 늘 그렇게 반응한다. 그럼에도 모건 교수의 언급은 적어도 올바른 방향을 가리킨다.

그러나 희망은 있다. 모든 연구가 이해 충돌이 있는 집단의 재정적 지원을 받는 것은 아니기 때문이다. 또 모든 연구 결과가 로비스트와 기업에 의해 왜곡되는 것도 아니다. 이 책에서 나는 많은 연구 논문을 인용하고 있다. 대부분 공공 기관이나 대학이 실시한 연구로서 자연건강 전문가들이 인정하는 내용이다.

불행하게도 내가 인용하는 연구 중 일부는 동물을 대상으로 했다. 나는 동물에 해를 끼치는 실험과 연구에 반대한다. 따라서 그 연구 결과가 소중하지만 개인적으로는 비윤리적인 수단이 사용된 것에 유감을 표한다. 아울러 나는 고대 인도의 전통 의학인 아유르베다 전문가로 수십 년 동안 학생들을 가르친 경험에서 얻은 일화와 아이디어도 이 책에 실었다.

그런 연구 결과와 일화를 담은 것은 독자 여러분에게 무엇을 구입하라거나 무엇을 믿으라고 권유하기 위해서가 아니라 자연건강 전문가들이 수천 년 동안 강조해온 방식을 실제로 타당성 있는 과학이 뒷받침한다는 사실을 보여주기 위해서다.

그렇다고 현대의 과학적 연구 결과가 수천 년에 걸친 자연의학의 지혜를 더욱 진실되게 만들어주는 것은 아니다. 그저 이미 존재하는 진실을 입증해줄 뿐이다.

궁극적으로 여러분은 자신의 건강을 스스로 책임져야 한다. 따라서 이 책에서 알려주는 아이디어와 요법을 직접 시도해보기를 권한다. 모두 자연적이고 안전하며 쉽게 시도할 수 있는 것들이다. 도움이 되면 되었지, 잃을 것은 없다고 장담한다.

여러분의 직관과 몸이 자신에게 무엇이 가장 잘 맞는지 알려줄 것이다. 여기서 나의 목표는 여러분의 질병을 이용해 이득을 보려는 제약업계와 의료업계로부터 자신의 건강에 대한 통제권을 되찾겠다는 여러분의 의욕을 북돋우는 한편, 여러분이 자신의 내부에서 절대적이고 풍요로운 균형과 건강, 활력과 내면의 평화를 발견하도록 돕는 것이다.

제2장

알츠하이머병의 원인

삶에서 가장 좋은 것은 대부분 단순하며 공짜로 누릴 수 있다. 그러나 불행히도 지금 우리가 아는 삶은 너무 복잡하다. 또 우리는 가격표가 붙어 있는 것만 소중하게 여긴다. 자연이 의도한 바에서 그만큼 멀리 벗어났다는 뜻이다.

다음 이야기를 보면 삶이 주는 선물이 얼마나 아름답고 미묘한지 경탄할 수밖에 없다. 최근 스페인에서 한 남자가 114세의 나이로 세상을 떠났다. 102세가 되기까지는 자전거를 타고 가족 소유의 과수원을 오가며 일한 것으로 알려졌다. 그는 101세인 동생, 85세인 조카, 81세와 77세인 두 딸을 남기고 하늘나라에 갔다. 그들은 모두 활동적이고 건강한 삶을 살아가고 있다.

과학자들은 강건한 골격과 장수에 기여하는 것으로 알려진 두 가지 생체표지자가 있는지 확인하기 위해 그 남자 가족의 DNA를 검사했다. 하지만 결과는 기대와 달리 하나도 찾을 수 없었다. 지금까지 장수와 관련 있다고 알려진 유전자는 10~20개다. 그러나 장수는 단일 유전자나 유전자 그룹으로 설명할 수 있는 것보다 훨씬 복잡한 현상이다.

장수에 몸과 마음의 건강이 반드시 따르는 것은 아니다. 자신을 스스로 돌볼 수 없으면서도 90세 이상 사는 것은 바람직하지 않다고 생각하는 사람도 있다. 아니, 그런 수모를 당하지 않고 '짧더라도 건강한 삶'을 원한다고 공언하는 사람이 우리 주변에 많다.

타고난 몸은 우리가 어떻게 할 수 없다. 그 부분은 신의 영역이기 때문이다. 그러나 우리가 할 수 있는 부분이 있다. 자신의 삶을 어떻게 인식하며, 자신이 일생 동안 무엇을 어떻게 하느냐에 관한 결정이다. 사실 장수는 복잡한 문제이고, 오래 살면서 최적의 건강을 보장하는 손쉬운 방법은 없다. 제약업계의 거짓과 왜곡을 배격하고 철저한 공부와 자각, 그리고 진정으로 여러분의 건강과 웰빙을 생각하는 자연의학 전문가들의 가르침과 인도가 필요하다.

물론 오래 살 수 있게 해주는 특정 음식이나 생활 방식이 있다고 말할 수는 없다. 수명에 직접 영향을 미치는 특효 비법은 없다는 뜻이다. 그렇지만 더 오래 건강하게 사는 데 도움을 줄 수 있는 것으로 확인된 요인들은 많다. 예를 들어 일찍이 1930년대에 코넬 대학 연구자들은 같은 어미에서 태어난 쥐 중에서 적은 열량을 섭취하게 한 쥐가 다른 쥐보다 수명이 40% 길다는 사실을 발견했다. 이 연구 결과에서 가장 충격적인 것은 열량 섭취에 변화를 주었을 때 쥐의 나이는 아무런 문제가 되지 않는다는 사실이었다. 늙은 쥐든 어린 쥐든 열량 섭취를 줄이면 같은 연령의 쥐보다 수명이 길어지는 결과가 나왔다.

새끼를 가지고 있는 동안과 젖을 먹이는 동안 어미 쥐가 먹는 사료 형태가 새끼의 수명에 지대한 영향을 미친다는 점을 시사하는 연구 결과도 있다. 영국 케임브리지 대학의 연구원들은 어미 쥐에게 새끼를 가졌을 때 고단백 사료를 먹이고, 젖을 먹일 때는 저단백 사료를 먹였다. 그러자 그 반대로 먹였을 때보다 새끼들의 수명이 50%나 늘어난 결과를 얻었다.

신체와 정신 모두에서 활동성을 유지할 때 혜택이 크다는 점은 두말할 필요도 없다. 더 오래 더 건강하게 살기 위해 가장 중요한 것이 바로 활동이다. 신체적 활동성을 유지하는 가장 손쉬운 방법 중 하나는 매일 우리가 하고 있는 간단한 활동에 초점을 맞추는 것이다. 그것은 바로 걷기다.

학술지《미국 의학 저널》2006년 5월호에 실린 논문에 따르면, 한 번에 최소 400m를 힘차게 걸을 수 있는 70대는 더 천천히 걷거나 한 번에 400m를 걸을 수 없는 동년배들보다 거동이 불가능해지거나 조기에 사망할 위험이 더 낮았다. 다른 여러 연구도 최소한 일주일에 세 차례 걸으면 알츠하이머병에 걸릴 위험을 줄일 수 있다는 사실을 확인했다. 그와 반대로 활동량이 적은 고령자는 인지 장애와 알츠하이머병에 걸릴 위험이 훨씬 높다.

기억력 테스트와 십자말풀이 또는 악기 연주 같은 정신적 운동도 뇌의 화학 작용에 긍정적인 영향을 미쳐 알츠하이머병 예방에 도움이 된다.

또 장수에는 정서적인 웰빙이 매우 중요하다. 시카고 대학의 연구에 따르면, 행복한 결혼 생활을 누리는 사람들이 독신으로 사는 사람들보다 평균적으로 더 오래 산다(평균 수명 차이는 남자가 10년, 여자는 4년이었다).

그 외에도 우리가 의식적으로 건강과 웰빙을 증진하고 더 오래, 더 행복하게, 더 건강하게 살 수 있는 방법은 많다. 따라서 알츠하이머병에 걸리기 쉬운 유전적 소인을 가진 사람이 따로 있는 것은 사실이지만 그런 사람은 일반적이라기보다 예외에 속한다. 그러나 그런 사람 역시 자연요법을 통해 위험을 관리할 수 있다. 일부의 경우를 제외하고 알츠하이머병은 충분히 예방이 가능하다는 얘기다.

정서적·정신적 문제가 알츠하이머병과 관련 있을까?

오늘날 우리가 살아가는 방식은 아이러니하다. 외면적으로 보면 이전의 어느 때보다 더 많이 사람들과 소통하지만 정서적·정신적으로는 충격적일 만큼 서로 단절되어 있다. 또 우리는 과거 어느 때보다 더 많은 사람에 관해 더 많이 알고 있지만 신뢰할 수 있는 사람은 더 줄어들었고 신뢰도도 더 낮아졌다.

이처럼 불행한 상황은 현대의 의학 접근법에서도 그대로 나타난다. 과학자, 의사, 특히 제약사들은 인류의 역사가 시작된 이래 어느 시대보다 우리 몸에 관해 더 많이 안다고 주장한다. 물론 틀린 말은 아니다. 지난 수 세기 동안 과학자들은 우리 몸에 관해 많은 것을 밝혀냈다.

그러나 우리가 인체의 정교함을 더 많이 알수록 인체 자체가 가진 능력에 대한 우리의 신뢰는 더욱 줄어든다. 햇빛, 약초, 깨끗한 물 등 자연이 우리의 건강을 지켜주는 방식은 셀 수 없을 정도로 많지만 우리는 자연에 대해 경탄하며 존중하는 마음을 갖기보다 자연만으로는 턱없이 부족하다고 생각한다.

우리는 건강을 증진하기 위해 자연보다는 합성 비타민과 건강기능식품, 가공식품, 청량음료, 에너지 음료에 의존한다. 또 냉방이 잘되는 자동차와 실내를 좋아하고 야외에 나가 햇빛을 쬐며 신선한 공기를 마시려 하지 않는다. 휴식 시간에는 뇌 근육을 풀어주기보다 TV나 컴퓨터, 휴대전화 등 디지털 기기의 화면으로 뇌를 무감각하게 만들면서 시간을 보낸다.

우리 몸이 마음과 정신에 보조를 맞추어 유기적으로 기능한다는 전체론적이고 전인적인 이해가 사라지고, 우리 몸을 물리적인 기계로 보는 실용주의 관점이 만연해 있다.

하지만 사람은 기계적으로 움직이는 로봇이 아니다. 우리는 구성 부품의 집합체가 아니다. 건강 문제를 예비 부품으로 갈아 끼우거나 화학 약품으로 해결할 수는 없다. 따라서 우리는 자신의 몸을 무조건 의사와 제약사에 맡겨서는 안 된다. 그들 중 상당수는 우리의 건강을 제대로 회복시켜줄 수단과 능력이 부족하다. 또 그들은 우리를 계속 병들게 해야 이익을 챙길 수 있다.

그 대신 우리는 우리 몸 자체의 회복력을 믿어야 한다. 그리고 사람의 건강은 신체만이 아니라 정서 및 정신 건강과도 밀접하게 연결되어 있다는 사실을 잊지 말아야 한다. 이 모든 요소가 하나로 통합되어 기능하기 때문이다. 그중 하나라도 이상이 있으면 우리의 건강 전체가 위험에 빠진다.

주류 의학계가 어떻게 주장하든 우리의 건강은 우리의 신체와 정서와 정신의 총체에 달려 있다. 그 각각은 우리가 완전히 이해할 수 없는 난해한 방식으로 서로 맞물리고 융합된다. 그럼에도 정서와 정신이 신체 상태에 중대한 영향을 미친다는 사실을 인식하는 사람은 많지 않다. 서로의 연결 관계가 눈에 잘 보이지 않을뿐더러 우리가 주류 의학계에 세뇌당했기 때문이다.

신체적 차원에서 질병을 이해하는 일은 그리 어려운 일이 아니다. 유해한 화학 물질과 방사선에 오랫동안 노출되거나, 상해를 당하거나, 영양실조가 되거나, 햇빛을 쬐지 못하거나, 탈진하거나, 면역 저하 상태에서 특정 미생물에 노출되면 병이 생길 수 있다.

정서나 심리적인 차원에서는 질병이 어떻게 생길 수 있을까? 질병은 흔히 마음의 응어리가 쌓여 나타난다. 그 응어리란 정서적인 트라우마, 과거사에 대한 원망, 죄책감, 좌절, 갈등 등을 가리킨다. 마음과 몸은 의식적으로든 무의식적으로든 이런 감정의 앙금을 억제한다. 직접 대면하기가 두렵기 때문이다. 그래서 우리는 마음의 응어리를 무의식의 영역으로 쫓아낸다. 그렇지만 수면 아래에서 계속 끓어오르는 이런 감정이 기(氣, 에너지)의 불균형을 초래한다. 그 결과가 알츠하이머병 같은 질병으로 나타날 수 있다.

우리는 어떤 질병의 증상이 정서적인 불균형의 산물인데도 몸을 탓하는 실수를 저지른다. 정신적인 파탄도 그와 마찬가지로 질병으로 이어질 수 있다. 여기서 '정신적인 파탄'이란 반드시 종교와 관련된 영적인 문제라기보다 자신과 다른 사람, 자신과 환경, 자신과 우주 전체 그리고 자신과 창조의 근원 사이의 관계가 단절된 것을 의미한다.

이 지구에 우리가 존재하게 된 것은 우연이 아니며, 우리는 하나의 종(種)으로서만이 아니라 개인으로서도 서로 떨어져 고립된 상태로 살아갈 수 없다. 그런데도 현대의 삶은 개인과 물질에 집착함으로써 우리를 우리의 자연적인 뿌리와 자연적이고 정신적인 자신으로부터 분리시키고 있다. 우리는 외부 지향적인 면을 높이 산다. 우리의 에너지를 자기 밖에 있는 모든 것에 집중시킨다는 뜻이다. 그 결과 우리는 물질을 넘어서는 영역과의 정신적인 관계를 끊어버렸다. 눈에 잘 보이지 않지만 우리 존재의 전체성을 유지하며 의식하지 않고 활발하게 살아가도록 해주는 통합 에너지를 잃어버린 것이다.

이 정신적인 통합 에너지란 정확히 무엇을 말할까? 비유를 들어 이런 질문을 해보겠다. 식물에서 새로 돋아나는 아주 작은 순을 본 적이 있는가? 나뭇잎과 가지가 죽고 새것으로 대체되는 것을 알아챈 적이 있는가? 무엇이 지구 생명체를 긍정적인 방향으로 끊임없이 나아가도록 해주는가? 생명체의 끈질김과 생존 의지를 무엇으로 설명할 수 있는가? 이 모든 것, 다시 말해 생명의 순환에 동력을 제공하는 에너지가 바로 자연적인 통합을 이루는 정신적인 기(氣)다. 하지만 우리 대다수는 이 에너지를 인식하지 못한다. 우리의 정신적인 근원과 단절되었기 때문이다. 그 근원에서 너무 멀리 벗어나면 결국 웰빙의 상실과 질병 쪽으로 다가가게 된다.

요컨대 감정의 응어리, 정신적 또는 영적인 고갈, 불건전한 생활 방식이 합쳐질 때 알츠하이머병을 포함한 많은 질병을 부르는 치명적인 조합이 이루어진다.

이런 논리가 억지라는 생각이 들지도 모른다. 정신적인 갈등이 어떻게 질병을 일으킬 수 있단 말인가? 하지만 질병이 별다른 이유 없이 무작위적으로 찾아온다는 것은 더 믿기 어렵다. 사람들이 그냥 우연히 알츠하이머병에 걸리는 것은 아니다. 이 병은 수많은 요인이 작용해서 나타나는 결과다. 모든 생각과 느낌과 감정이 우리 뇌와 몸에서 일으키는 생화학적 변화도 중요한 요인 중 하나다.

정서적 혹은 정신적인 갈등이 해결되지 않은 채 남아 있어서 일으키는 스트레스는 우리 몸에 특히 해롭다. 반면 긍정적이고 균형 잡힌 인생관이 가져다주는 내면의 평화는 건강에 유익하다. 우리의 생각과 태도가 뇌에서 생화학적 변화를 일으키고, 또 그 변화가 우리의 인생관을 바꾸기 때문이다. 잠시 하던 일을 멈추고 이렇게 자문해보라. 하루를 살아가는 동안 부정적인 생각을 더 많이 하는가, 긍정적인 생각을 더 많이 하는가? 그 균형 상태에서 자신은 어느 쪽에 위치한다고 보는가?

정서적 혹은 정신적인 갈등은 자신을 조금씩 망가뜨리는 행동을 부추김으로써 각종 질병의 간접적인 원인이 될 수 있다. 가령 스트레스에 시달리거나 슬플 때 과식하는 사람은 비만이 일으키는 여러 질병에 취약해진다. 약을 과다 복용하는 사람은 자신의 몸이 어떤 상태인지 인식하지 못할뿐더러 스스로 자기 몸을 중독시키고 있다는 사실조차 모른다. 탈수나 독소 노출, 건강에 도움이 되지 않는 섭식, 활동 부족이 만성화된 사람은 몸이 자연적으로 하게 되어 있는 기능을 못 하도록 스스로 막아 서서히 자살하는 것과 같은 상태가 된다.

그러한 정서적이고 정신적인 문제는 암, 심장 질환, 당뇨병 그리고 당연히 알츠하이머병 등으로 그 모습을 드러낸다. 하지만 불행히도 이런 정신적인 측면은 알츠하이머병에 관한 논의에서 거의 언급되지 않는다. 정신적인 갈등이 알츠하이머병이라는 끔찍한 질병의 발생에 중요한 요인이 될 수 있다는 사실을 의학계가 인정하기 전에는 그 병의 예방이나 의미 있는 치료에서 실질적인 진전을 이룰 수 없을 것이다.

알츠하이머병의 환경적 원인

지금 우리는 독성 물질을 끊임없이 늘려나가는 환경에서 살아간다. 살충제, 제초제, 아질산염을 통해 우리는 매일같이 위험한 화학 물질에 노출된다. 우리가 호흡하는 공기에도 오염 물질이 퍼져 있다. 전자파 공해, 디지털 기기, 전파가 우리 몸의 조직에 영향을 미쳐 그 조직들의 정상적인 기능을 방해한다.

우리는 질병을 진단하고 치료하기 위해 기꺼이 엑스레이와 컴퓨터 단층 촬영(CT) 검사를 받지만 역설적으로 그 과정에서 우리 몸을 유해한 전리(電離) 방사선에 노출시킨다. 또 우리는 마시는 물에서 중금속을 섭취하고, 백신을 통해 중금속을 몸에 주입하며, 선크림 같은 자외선 차단제와 로션으로 중금속을 피부에 바르고, 치과 충전재로 중금속을 사용한다.

우리 사회는 약에 중독되어 있다. 일반 의약품이든 전문 처방 의약품이든 약 없이는 살 수 없을 정도다. 그 같은 중독이 우리 몸을 서서히 망가뜨리는 가장 흔한 방식 중 하나다. 몸의 조직과 기관이 기능하는 데 필요한 영양소와 비타민, 효소를 고갈시켜 효율적으로 작동할 수 있는 능력을 손상시키기 때문이다. 더구나 그런 의약품이 유도하는 인위적인 반응은 오히려 우리 몸의 자가 치유를 방해한다.

의약품은 장기간 규칙적으로 복용할 경우가 가장 해롭다. 가장 흔히 사용되는 의약품은 아스피린이나 이부프로펜 등 통증과 열을 완화하는 비스테로이드성 항염증제(NSAID)다.

몇몇 연구자는 알츠하이머병 치료에 NSAID 사용을 제안하기도 했다. 그들은 관련 증상 발현에 관여하는 뇌 염증을 최소화할 수 있다고 믿었다. 그러나 존스홉킨스 대학 공중보건대학원의 연구자들은 학술지 《신경학 회보》에 발표한 논문에서 NSAID는 알츠하이머병 발병 위험이 높은 환자의 인지력 감퇴를 막는 데 효과가 없을뿐더러 오히려 인지 장애를 가속화할지 모른다고 지적했다.

그 연구는 알츠하이머 증상을 보이지는 않지만 가족력이 있는 70대 약 2,100명을 대상으로 했다. 그들은 하루 두 차례씩 소염진통제 셀레브렉스 200mg이나 나프록센(알리브 또는 나프로신이라는 브랜드명으로도 불린다) 220mg 또는 위약을 복용했다. 그러나 이 연구는 3년 만에 중단되었다. 셀레브렉스가 심장마비와 뇌졸중 위험을 높이는 것으로 밝혀졌기 때문이었다.

아무튼 그때까지의 연구 결과를 보면 셀레브렉스와 나프록센 둘 다 인지력 손상률을 낮추는 데 위약보다 효과가 크지 않았다. 특히 나프록센을 복용한 그룹은 위약을 복용한 그룹보다 인지력이 더 감퇴했다.

연구자 바버라 마틴은 "우리가 연구한 소염 진통제는 인지 기능을 개선하지 못했을 뿐 아니라 심지어 일부 증거는 미약하게나마 해로운 결과를 초래할지 모른다는 점을 시사한다"라고 말했다. "따라서 현시점에서 우리는 알츠하이머병이나 인지 기능 손

상을 예방할 목적으로 NSAID 복용을 권고하지 않는다." 더는
임상 시험을 계속할 필요가 없다는 뜻이었다.

수은의 독성

면역 결핍과 정신 기능 약화, 또는 암을 일으키는 근원은 매일
같이 우리 몸 안에 쌓여가는 유독성 화학 물질이다. 그런 물질은
염색제와 향수, 가정용 청소 제품, 건축 자재, 유아용 매트와 놀
이 기구, 장난감, 식판, 스티로폼 컵 등 우리 주변 어디에나 들어
있어 현대인은 그것들 없이는 살아갈 수 없는 실정이다. 이처럼
우리는 독소 과부하 상태의 세계에서 살아간다.

특히 음식과 물을 통해 우리 몸에 들어오는 독성 화학 물질이
가장 해롭다. 혈액과 조직에 직접 스며들어 서서히 중독시키면서
생명을 위협하기 때문이다. 우리가 가장 흔히 노출되는 물질 중
하나가 중금속 수은이다.

그런데 참으로 희한한 점이 있다. 수은이 극히 위험하다는 증
거가 쌓이고 쌓였는데도 수은 오염은 갈수록 심해진다는 사실이
다. 예를 들어 미국의 발전(發電) 산업은 2009년 한 해 동안 약 6
만 1,235kg(10년 전보다 30% 증가)의 수은을 대기 중에 배출했다.

미국 밖의 상황도 마찬가지다. 중국의 끊임없이 팽창하는 산
업 경제와, 인도의 생산성과 인구 증가에 따라 석탄을 사용한 발

전소가 급속도로 증설되는 추세다. 어떤 나라에서든 정부가 수은 오염의 실질적이고도 명백한 위험을 극구 부인하고 정책적인 실패를 거듭하면서 만성 질환이 크게 증가하고 있다.

여기서 안타까운 역설이 드러난다. 사실 수은은 인간의 삶에서 긍정적인 역할을 전혀 하지 않는다. 위험하고 불안정하며, 여러모로 인체 조직에 해롭다. 또 당뇨병, 심부전, 뇌졸중, 암, 자폐증의 위험을 높이는 원인이 된다. 그런데도 수은은 지금 어느 때보다 더 자주, 더 은밀하게 우리의 삶에 침투하고 있다.

그나마 다행이라 할 수 있는 것은, 수은 중독이 초기에 발견되면 치료하기 쉽다는 점이다. 수은 중독의 초기 조짐은 피부가 심하게 벗겨지거나 색이 변하고, 심장 박동이 빨라지며, 근육이 약해지는 증상 등이다.

우리 환경에 상존하는 독성 물질은 매우 심각한 문제다. 미국 임상금속독성학이사회(ABCMT) 부회장인 라시드 부타르 박사는 "증거에 따르면 은밀하게 진행되는 만성 질환의 모든 과정이 독성 물질과 관련 있다"라고 말했다. "해독 문제를 해결하지 않고서는 노화 문제를 다룰 수 없다. 5년 전이었다면, 아니 1년 전이었다고 해도 이런 말을 하지 않았을 것이다. 하지만 연구가 계속되면서 더욱 분명해졌다. 모든 만성 질환은 독성 물질에서 비롯된다는 것을. 독성 물질을 제거하면 곧바로 불이 꺼진다. 즉 질병의 은밀한 진행 과정이 중단된다. 물론 회복과 재건이 필요하지만 우선 불부터 끄고 봐야 한다. 그러나 주류 의학계는 우리의 눈을 가림으로써 불을 보지 못하게 만든다."

정확한 지적이지만 안타깝게도 이 개념은 알츠하이머병을 포함해 거의 모든 질병을 논할 때 전혀 고려되지 않는다.

수은이 우리 몸에 끼치는 영향은 여러 가지 요인에 따라 정도의 차이가 있다. 유전적 소인, 유기 수은인지 무기 수은인지 여부, 전반적인 건강 상태, 수은 노출 당시의 나이, 수은 중독의 형태 등이 거기에 포함된다.

예를 들어 태내에서 수은에 노출된 아기의 반응은 사이클 선수인 중년 남성이 수은에 노출되었을 때의 반응과 다를 것이다. 또한 수은이 흡입되는지, 주입되는지, 피부로 흡수되는지에 따라서도 반응이 다를 수 있다. 아울러 우리 몸이 다른 독성 물질과 함께 수은에 노출될 때도 그 영향은 수은에만 노출될 때와 다르다.

뇌에 수은이 축적되면 요인에 따라 그 결과는 다양하게 나타날 수 있다. 가령 태아 시절 수은에 과다 노출되면 자폐증이 나타날 수 있고, 오랜 기간에 걸쳐 수은이 점진적으로 뇌에 축적되면 노년기에 알츠하이머병이 올 수 있다.

이런 질병을 예방하는 우리 각자의 능력은 독성 금속을 제거하는 우리 몸의 능력과 직접 관련이 있다. 유전적 소인 때문이든, 영양 부족과 불건전한 생활 습관에서 비롯되는 신체의 전반적인 기능 약화 때문이든 우리 몸이 스스로 독성 금속을 제거하지 못할 때가 가장 위험하다.

이처럼 수은의 독성은 변수가 많지만 변치 않는 한 가지 진실이 있다. 수은에 노출되는 시점과 방식, 양과 상관없이 수은은 무조건 우리의 웰빙과 생존에 해롭다는 사실이다.

그렇다고 낙담할 필요는 없다. 자연이 우리에게 해독법을 제공하는 자비를 베풀기 때문이다. 모든 종류의 수은 중독에서 치료법은 기본적으로 똑같다.

유기농 식품과 자연의학을 채택하고, 되도록 깨끗한 물을 마시고 그런 물로 몸을 잘 씻음으로써(물속의 금속은 섭취하는 것으로도 체내에 유입되지만 피부를 통해서도 흡수된다) 수은 중독을 예방하고 해독할 수 있다. 세포의 재생과 전반적인 복구를 돕는 스피룰리나와 클로렐라 같은 슈퍼푸드나 마그네슘, 요오드(옥소), 베이킹소다 같은 자연치료제를 사용하는 해독 방법도 있다.

가장 중요한 해독법 중 하나는 간, 담낭, 소화 기관을 정화하는 것이다. 이런 기관이 제대로 기능하지 못하면 몸속에 쌓이는 독소를 제거하기 어렵다. 특히 간과 담낭을 건강하게 관리하는 것이 무엇보다 중요하다. 깨끗하고 건강한 간과 담낭은 수많은 방식으로 건강 전반에 긍정적인 영향을 준다(내가 쓴 책 《의사들도 모르는 기적의 간 청소》에 이와 관련된 자세한 정보가 나와 있다).

알츠하이머병 같은 만성 신경 변성 질환은 궁극적으로 두 가지 원인에서 비롯된다. 하나는 조직의 울혈 증상으로 뇌의 혈액 공급이 제한되는 것이고, 다른 하나는 수은 같은 중금속이 뇌에 축적되는 것이다. 그리고 수은 독성이 일으킨 증상만을 치료하는 것으로는 문제가 해결되지 않는다.

따라서 체내의 수은 제거가 알츠하이머병의 주된 원인 중 하나를 해결하는 확실한 방법이다. 수은을 없애면 증상이 완화될 뿐 아니라 사라지게 할 수도 있다(물론 특별한 경우에 작용하는 여러 요인에 따라 달라질 수 있다). 부타르 박사의 은유법을 빌리자면 불길(알츠하이머병의 증상)을 잡는 것만으로는 부족하고, 애초에 불길을 일으킨 불씨(수은 독성의 결과)를 꺼야만 안전해질 수 있다.

주류 의학계와 제약업계도 우리 환경에서 수은의 만연과 이에 따른 문제를 잘 알고 있다. 하지만 수은 독성이 일으키는 모든 질병에 대해 원인보다 증상에 초점을 맞추는 대증요법으로 접근함으로써 질병을 퇴치하지 않고 살려두는 쪽이 사회 구성원 전체가 건강한 것보다 자신들에게 더 큰 이익이 되기 때문에 그들은 수은 중독의 증거에 눈감는 쪽을 택했다.

그뿐이 아니다. 정부의 보건 기관들도 수은이 제기하는 위험의 많은 증거를 은폐하는 데 급급했다. 그러나 증상만 완화하는 대증요법은 효과가 없을 뿐 아니라 오히려 해로울 수 있으며, 제약업계의 수익만 보장해줄 뿐이다.

이 많은 수은은 다 어디서 나오나?

이 질문에 답하려면 멀리 갈 필요 없이 자신의 치아를 살펴보면 된다. 치과 의사들이 '은' 충전재라고 부르는 것이 수은과 은을 비롯한 몇 가지 금속의 아말감이라는 사실을 여러분은 알고 있었는가? 이 충전재를 '은'이라는 이름으로 부르는 데는 거기에 수은이 포함된다는 사실을 환자들에게 숨기려는 의도가 깔려 있다. 이는 치의업계 역사에서 최대의 신용 사기 중 하나다.

충치 치료에 주로 사용되는 이 충전재는 음식물을 씹을 때마다, 따라서 적어도 하루 세 번, 입 속에서 수은 증기를 방출한다. 이 증기가 흡입되거나 흡수되어 신경 독소로 작용하면 두통과 피로, 메스꺼움 증상이 나타나고, 독소가 서서히 쌓여 특정 한계를 넘으면 알츠하이머병이 될 수 있다.

보이드 헤일리 박사와 그의 팀은 수은과 알츠하이머병의 상관관계에 관한 연구에서 실험 쥐를 사람들이 노출되는 수준으로 수은 증기에 노출시켰다. 연구팀은 실험을 두 차례 잇따라 실시한 끝에 쥐의 뇌 조직이 알츠하이머병 환자와 동일한 정도로 변성된 것을 확인했다.

수은 및 수은 증기 노출과 관련된 건강 문제는 상당히 많다. 2010년 치과용 수은 충전물의 안전성을 평가하는 미국 식품의약국(FDA) 청문회에서는 수년 동안 극심한 피로증과 만성 비염에 시달리던 남자가 충치 자리를 메운 충전물을 제거하자 문제가 사라졌다는 사례가 보고되었다. 또 다른 환자는 치과 치료를 받은 뒤 몇 달 동안 매일 구토에 시달렸다고 주장했다. 한 부모는 자녀가 치과에서 충치 충전 치료를 받은 뒤 발작이 시작되었다고 말했다(심할 때는 하루 59차례나 발작을 겪었다고 한다).

수은을 사용하는 치과 충전재는 그 기원이 미국 남북전쟁으로 거슬러 올라가는 케케묵은 치의과 기술이다. 납 같은 독성 금속이 파이프와 의학적 치료제로 사용되던 그 시절 말이다. 따라서 그 기원을 생각하면 수은 충전재가 독성 때문에 위험한 것은 말할 필요도 없거니와, 거기에 더해 형편없는 치의과 기술이기도 하다는 사실은 그리 놀랍지도 않다. 수은이 포함된 아말감 충전재의 금속 재료는 온도 변화에 따라 팽창과 수축을 반복함으로써 치아에 미세 균열이 생겨 또 다른 손상에 취약해진다. 저렴하지만 충치를 메우는 데는 아주 못난 물질이다.

그런데도 치의업계는 수은 충전물이 안전하다고 계속 고집한다. 주류 언론, 미국의학협회(AMA), 심지어 FDA도 치의업계의 편이다. 그들은 수은 충전재 사용에 반대하는 사람들을 '돌팔이'라고 부르면서 이 충전재가 실제로 위험하다는 증거가 있는데도 못 본 척하고 다른 곳으로 눈을 돌린다.

자존심 있는 과학자라면 수은이 매우 해롭다는 사실을 부인할 수 없을 것이다. 하지만 어찌 된 일인지 그들은 이 중금속을 입 안에 넣는 것이 안전하다고 고집한다. 그것은 시간이 흐르면서 해체되고 손상되지 않는 금속은 이 세상에 없다는 보편적인 원칙에 정면으로 배치되는 주장이다. 이런 기이한 의학적 논리의 비약을 우리는 도저히 이해할 수 없다.

그들은 또 방사선요법, 화학요법, 살충제, 유전자 변형 작물 등을 통해 우리 몸에 침투하는 독성 물질이 실제로는 위험하지 않으며, 제약업계가 그런 물질을 사용한 의약품을 비싼 가격에 판매하는 것도 문제가 되지 않는다고 주장한다(이와 관련된 더 자세한 정보를 원한다면 내가 쓴 책《건강과 치유의 비밀》,《암은 병이 아니다》,《의사들도 모르는 기적의 간 청소》를 참고하기 바란다).

백신 제조에 사용되는 수은

수은 중독의 또 다른 주요 출처는 백신이다. 정부는 그 위험한 혼합 물질로 만들어지는 백신을 우리와 우리 자녀들이 반드시 접종해야 한다고 고집한다. 지금까지 많은 백신이 어린이에게 자폐증을 유발할 수 있는 것으로 알려졌다. 이는 주로 백신 오염을 막는 보존제(방부제)로 첨가되는 수은 기반의 복합 물질 티메로살 때문이다.

티메로살은 백신을 오염시키는 박테리아만 없애는 게 아니다. 이 물질은 49.6%가 수은이기 때문에 독성이 너무 강해 신경계 건강까지 해친다. 여러 바이러스 감염과 질병을 예방하려고 개발된 백신이 오히려 우리와 우리 자녀에게 독을 주입하는 꼴이다. 그 증상은 두통부터 자폐증과 알츠하이머병까지 다양하다. 티메로살은 체내에서 에틸 수은과 티오살리실산으로 분해된다.

여기서 도저히 이해할 수 없는 점은 아무도, 심지어 티메로살 옹호자들까지도 수은이 호흡으로 들어가든 소화 기관으로 섭취되든 피부를 통해 흡수되든 간에 사람에게 유해하다는 것을 부인하지 않는다는 사실이다. 그러나 제약업계는 이 독성 강한 중금속인 수은이 주사로 주입되면 해롭지 않다는 입장이다. 기괴한 논리가 아닌가? 이는 치과용 충전재가 해롭지 않다고 주장하는 것과 다르지 않다.

1977년 러시아에서 실시한 연구는 에틸 수은에 노출된 성인의 경우 수년 뒤 뇌 손상 증세를 보일 가능성이 크다는 결론을 내렸다. 이에 따라 2012년 기준으로 티메로살은 세계 여러 나라에서 20년 이상 사용이 금지되었다. 그런데 희한하게도 미국에서는 불법화되지 않았다.

백신에 티메로살 사용을 금지한 나라는 덴마크, 오스트리아, 일본, 영국, 스웨덴, 노르웨이, 핀란드 등이다(백신에 숨어 있는 위험에 관해 더 자세히 알고 싶다면 내가 쓴 책《예방 접종이 오히려 병을 부른다》를 참고하기 바란다).

선크림이 건강 유지에 필수라고?

우리는 이미 오래전에 제약업계의 선전을 믿기 시작하면서부터 자기도 모르게 세뇌를 당했다. 그로 인해 우리는 지구상에서 가장 자연적이고 신비로운 요소 중 하나인 햇빛마저 우리의 적이라고 믿게 되었다.

화장품업계는 선크림이 건강에 중요하다고 우리를 설득한 뒤로 희희낙락하며 떼돈을 벌어들이고 있다. 그들은 선크림이 피부에 닿는 햇빛의 자외선을 차단하여 피부암을 막아준다고 선전했고, 우리는 그들의 말을 그대로 신뢰했다.

그들은 다양한 선크림을 생산하면서 자외선 차단지수(SPF)라는 개념까지 만들어냈고, 우리는 그들의 선전을 더욱 굳게 믿었다. 이제 우리는 선크림을 구입하면서 그들의 지시에 따라 선크림의 상표를 뚫어져라 쳐다보며 SPF를 확인한다.

그러나 자외선은 우리의 건강 유지에 중요한 역할을 한다. 면역 체계의 활발한 작동에 필수적인 비타민 D가 우리 몸 안에서 만들어지려면 자외선이 반드시 필요하기 때문이다. 비타민 D 합성 과정은 자외선이 우리 피부에 닿으면서 시작된다. 따라서 피부에 태양 광선이 닿는 것을 차단하면 비타민 D가 부족해져 면역 체계 기능이 저하되면서 알츠하이머병을 비롯해 각종 질병에 걸릴 위험이 높아진다(햇빛이 우리 건강에 주는 혜택에 관해 좀 더 자세히 알아보려면 내가 쓴 책《햇빛의 선물》을 참고하기 바란다).

또 피부에 닿는 햇빛이 부족하면 체내의 콜레스테롤 황산염 생산이 억제된다. 성인병을 부르는 콜레스테롤 생산이 억제된다면 좋은 일 아닌가? 제약업계도 콜레스테롤을 주요 표적 중 하나로 삼아 집중 공격하지 않는가? 이처럼 콜레스테롤은 의학계에서 악명이 높다. 그럼에도 콜레스테롤은 우리 몸, 특히 신경계의 건강을 유지하는 필수적인 요소 중 하나다. 뇌는 체중의 약 2%에 불과하지만 우리 몸 전체 콜레스테롤의 25%가 뇌에 존재한다. 콜레스테롤이 신경 자극 전달에 필수적이기 때문이다. 궁극적으로 콜레스테롤은 신경계 건강 전반에 중대한 영향을 미친다.

따라서 낮은 콜레스테롤 수치가 건강에 이롭다고 하지만 실제로는 이 수치가 낮으면 우울증부터 폭력적인 행동과 공격성, 자살 충동, 기억력 저하와 치매까지 온갖 신경계 문제가 생길 수 있다. 결론적으로 말하자면 콜레스테롤은 우리의 적이 아니라 친구다. 콜레스테롤을 우리의 가장 큰 적으로 몰아붙이는 제약업계의 기만술에 넘어가서는 안 된다.

콜레스테롤 황산염과 비타민 D는 둘 다 염증을 억제하고 강력한 질병 퇴치의 혜택을 제공한다. 둘 중 어느 하나라도 결핍되면 심각한 문제가 생길 수 있다. 알츠하이머병 위험이 크게 높아지는 것이 그중 하나다.

매사추세츠 공과대학(MIT)의 스테퍼니 세네프 박사는 이렇게 말했다.

"뇌에 황산염 공급이 중단되면 알츠하이머병의 또 다른 중요한 요인이 된다. (……) 콜레스테롤 황산염과 비타민 D_3 황산염 둘 다 햇빛에 노출된 피부에서 합성된다. 이론적으로 이 영양소들의 주요 공급원은 피부다. 이 때문에 나는 선크림을 과다하게 사용하고 햇빛 노출을 지나치게 피하는 것이 알츠하이머병의 주된 원인 인자라고 믿는다."

콜레스테롤 황산염이 결핍되면 근육과 지방 세포가 손상되기 쉽다. 손상된 근육은 포도당을 적절히 처리할 수 없기 때문에 줄어든 근육 '연료'를 보충하려면 지방 세포가 더 많은 지방을 저장해야 한다. 이로 인해 과다한 지방이 계속 축적되면서 근육 손상이 더 심해지는 악순환이 이어진다.

이 과정은 뇌를 포함해 체내의 모든 조직에 적용된다. 개념은 아주 간단하다. 콜레스테롤 황산염 결핍으로 조직이 손상의 악순환에 취약해진다.

뇌에서 그 과정이 반복되면 소중한 뇌 물질이 지속적으로 소실되면서 알츠하이머병이 나타날 가능성이 크다. 실제로 알츠하이머병 환자들을 직접 비교한 연구에서 대다수의 경우 LDL 콜레스테롤 수치가 지나치게 낮은 상태였다. 특히 증상이 가장 심한 환자의 수치가 제일 낮게 나왔다.

선크림은 이처럼 필수적인 콜레스테롤 황산염의 생산을 가로막으면서 우리 몸의 비타민 D 생산 능력도 억제한다. 비타민 D가 뇌 건강에 직접적인 영향을 미친다는 것은 누구도 부인할 수 없는 사실이다.

비타민 D는 염증을 줄이고, 면역 체계를 강화하며, 뇌 기능을 최적화하고, 뇌세포를 보호한다. 한 연구에서 알츠하이머병 환자들은 비타민 D 수치만 높여도 증상이 크게 개선되는 효과를 보였다.

비타민 D와 관련해 기억해야 할 중요한 것이 있다. 건강기능식품으로 비타민 D를 보충할 경우 자연적인 햇빛 노출을 통해 비타민 D를 얻는 것보다 혜택이 크게 떨어진다는 사실이다. 건강기능식품으로 보충하는 비타민 D는 황산화되지 않은 상태여서 우리 몸이 자연적으로 합성하는 황산화된 비타민 D만큼 효율적이지 않다.

따라서 비타민 D를 건강기능식품으로 복용하기보다 사정이 허락하는 한 야외로 나가 시간을 보내면서 햇빛을 쬐는 게 좋다. 매일 정오께 20~30분 정도 햇빛에 몸을 노출시키면 충분하다. 눈 주변 같은 민감한 피부 부위를 햇빛으로부터 보호하려면 모자를 쓰거나 독성 없는 안전한 선크림을 사용한다. 독성이 없는 안전한 선크림은 건강식품 가게나 일반 가게의 자연 제품 코너 또는 자연건강 제품 온라인 판매점에서 구입할 수 있다.

또 야외 활동을 할 때 피부가 약간이라도 불그스름하게 변하면 곧바로 그늘 속에 들어가야 한다. 적당한 햇빛 노출은 매우 유익하지만 지나치면 독이 된다. 일광 화상은 피부암이 생길 위험을 높일 뿐 아니라 일단 피부가 타기 시작하면 비타민 D 합성도 되지 않는다.

해당 지역의 날씨나 하루 일과와 업무, 문화적 또는 종교적인 복장 규범 때문에 야외에 나가 햇빛을 충분히 쬘 수 없을 때는 안전한 일광욕용 베드가 대안이 될 수 있다. 믿기 어렵겠지만 일광욕용 베드가 건강기능식품으로 복용하는 비타민 D 보충제보다 낫다. 전자기장(전자파) 노출을 피하기 위해 자석식보다는 전자식 바닥재를 사용한 제품을 권한다.

불소 – 자신도 모르는 사이에 쌓이는 독소

충치 치료에 사용하는 충전재 같은 중요한 물질이 어떻게 알츠하이머병의 위험을 높일 수 있을까? 믿기 어려워도 먼저 기억할 것이 있다. 제약사들은 우리의 건강에 진정한 관심이 없다는 사실이다. 치의업계는 충전재뿐 아니라 불소도 안전하고 유익하며 독성이 없다고 주장하지만 불소 역시 신경계에 영향을 미칠 수 있는 독소다.

불소는 치약의 핵심 성분이자 충치 예방을 위해 수돗물에 첨가되는 물질이다. 미국 질병통제예방센터(CDC)는 불소가 유해하지 않다고 주장하지만 미국 환경보호국(EPA) 산하 국립보건환경영향연구소에 따르면, 불소의 신경독 영향을 보여주는 실체적인 증거가 있다.

불소가 뇌에 해로운 영향을 미친다는 점을 강력히 시사하는 연구 결과도 계속 늘어나고 있다. 이미 20여 건의 연구가 불소 노출과 어린이의 낮은 지능지수(IQ) 사이에 상관관계가 있음을 보여주었다. 그 외에도 몇몇 연구는 불소의 작용에 따른 어린이의 신경 행동 발달 장애와 태아의 신경계 손상을 확인했다. 종합적인 결론은 명확하다. 불소에 노출된 어린이는 신경계 손상의 위험이 높다는 것이다.

불소의 위험은 어린이의 발달하는 뇌에만 해당하는 것이 아니다. 불소는 대뇌의 좌우 반구 사이에 있는 중요한 내분비 기관인 송과선(솔방울샘)의 기능도 방해한다. 송과선은 망막과 비슷한 형태를 띠어 '제3의 눈'으로 일컬어지기도 한다. 쌀 한 톨 정도로 아주 작은 기관이지만 우리 몸의 여러 가지 필수 기능 수행에서 매우 중요한 역할을 한다.

송과선의 주요 역할 중 하나가 자연 수면 호르몬인 멜라토닌을 생산하는 것이다. 멜라토닌은 수면 기능뿐 아니라 사춘기의 시작도 조절하고 자유 라디칼(free radical, 어떤 분자의 외각에 쌍을 이루지 못한 전자가 있는 상태로 매우 불안정해서 세포막과 핵의 구성 성분을 공격하고 변형시킨다)을 제거하는 역할도 한다.

송과선의 기능이 억제되면 멜라토닌 생산이 불안정해지고 불면증, 양극성 장애, 요통 그리고 알츠하이머병 같은 여러 가지 질환의 위험이 높아진다.

송과선은 우리 몸에서 많은 역할을 수행하므로 그에 가해지는 스트레스는 심각한 결과를 초래할 수 있다. 송과선의 중요성은 3세기 로마 시대의 유명한 의사 갈레노스가 '영혼의 자리'라고 말한 사실에서도 잘 드러난다. 17세기의 철학자 르네 데카르트도 송과선을 그와 비슷하게 묘사했다.

갈수록 흔해지는 송과선 스트레스의 형태 중 하나가 석회화다. 말 그대로 송과선 내부와 주변에 무기물 찌꺼기가 쌓여 굳어가는 현상이다. 그 주범이 불화 나트륨이다. 불화 나트륨의 출처는 다양하다. 불소 첨가 음용수, 불소 화합물이 함유된 의약품(항우울제 프로작 등), 일부 항생제, 심지어 식재료가 들러붙지 않도록 코팅된 조리 기구도 포함된다.

놀랍게도 불소가 송과선에 미치는 영향에 관한 연구는 1990년대 들어서야 시작되었다. 미국에서는 불소 옹호 진영이 지방자치단체를 효과적으로 설득해 거의 대부분의 수돗물에 불소가 첨가된 상태였다.

그러나 1997년 영국 서리 대학에서 실시된 연구는 우리 몸의 어떤 연조직보다도 송과선에 불소가 더 많이 쌓인다는 것을 보여주었다. 그 연구에서 확인된 불소 수치는 필수적인 효소 생산을 억제할 정도로 높았다. 효소가 결핍되면 면역 체계부터 소화 체계, 호흡 체계까지 우리 몸의 모든 기능이 피해를 본다. 심지어 피부가 콜라겐을 유지하는 능력도 감소하고, 혈액 순환 문제와 신장 기능 장애까지 발생할 수 있다.

연구자들은 동물에서 불소가 송과선에 미치는 영향을 조사하기 위해 불소에 노출된 모래쥐를 관찰했다. 그 쥐들은 멜라토닌 수치가 낮았고, 암컷의 경우에는 사춘기 시작도 빨랐다.

이 연구에서 내린 결론은 다음과 같다. 첫째, 사람의 송과선은 체내에서 불소 응축도가 가장 높은 기관이다. 둘째, 송과선의 멜라토닌 생산이 억제되는 것은 불소와 관련 있다. 따라서 불소는 사춘기의 시작을 가속화할 수 있다. 이 연구를 이끈 제니퍼 루크 박사는 다음과 같이 말했다.

"송과선의 역할에 관한 최신 정보에 따르면, 이 기관의 기능에 영향을 미치는 물질은 어떤 것이라도 여러 가지 건강 문제를 일으킬 수 있다. 예를 들어 성적 성숙도, 칼슘 대사, 부갑상샘 기능에 영향을 주며, 완경 후 골다공증, 암, 정신 질환 등의 위험을 높일 수 있다."

이 밖에도 인체를 대상으로 한 연구 23건과 동물 실험 100건에서 불소와 뇌 손상을 연결하는 증거가 나왔다. 이처럼 불소가 우리 뇌에 해롭다는 사실이 계속 밝혀지고 있다.

불소 노출이 일으킬 수 있는 다른 현상은 다음과 같다.

- 해마(대뇌 측두엽에 위치한 부위로 주로 기억 기능을 관장한다) 손상
- 요오드(옥소) 결핍에 따른 병변 악화
- 항산화 방어 체계 손상
- 알루미늄 흡수 증가

마지막으로 무엇보다 중요한 점은 불소 노출이 알츠하이머병의 징후인 베타아밀로이드 플라크의 형성에 기여한다는 사실이 확인되었다는 것이다.

뇌를 망가뜨리는 알루미늄

버몬트 의과대학의 신경병리학자 대니얼 펄 박사는 "알루미늄 같은 중금속의 축적이 알츠하이머병의 발병을 촉발할 수도 있

다"라고 말했다. 알츠하이머병 환자 뇌의 신경 섬유에 알루미늄이 일반적인 수준보다 더 많이 들어 있다는 사실을 확인한 연구를 근거로 내린 결론이다.

우리가 살아가는 현대에는 알루미늄의 출처가 이루 헤아릴 수 없을 정도로 많다. 주방 기구, 식품 첨가제, 화장품 등 우리 주변의 거의 모든 곳에서 알루미늄을 찾아볼 수 있다. 알루미늄 냄비에 물을 끓이면 유독한 수산화물이 생긴다. 거기에 고기를 넣고 끓이면 염화물이 나오고, 고기를 튀기면 질산염이 발생한다. 이런 부산 물질은 인체에 해로운 독성을 갖는다.

알루미늄은 정제염, 포장 판매되는 밀가루 반죽, 케이크 믹스, 베이킹파우더, 표백 밀가루, 일부 치즈, 피클 등 여러 식품에도 첨가된다. 가장 놀라운 점은 아기들이 먹는 이유식에서 모유의 400배나 되는 알루미늄이 발견된 사례도 있다는 사실이다.

의약품에도 알루미늄이 들어 있다. 일반 의약품이든 전문 의약품이든 마찬가지다. 제산제(한 알에 최대 200mg 이상 함유), 아스피린, 일부 진통제와 지사제 등이 알루미늄이 많이 들어 있는 약으로 손꼽힌다.

식품과 의약품뿐 아니라 화장품에도 알루미늄이 사용된다. 소비자들은 알루미늄이 다량 함유된 화장품이 얼마나 많은지 잘 모르지만 그런 알루미늄은 피부를 통해 쉽게 흡수되어 우리 몸, 특히 신경계에 심각한 피해를 줄 수 있다.

대표적인 것이 체취 억제제와 발한 억제제다. 이런 제품에는 염화 알루미늄과 알루미늄 지르코늄이 주로 사용된다. 시판 제품에 포함된 알루미늄 화합물의 양은 전체의 약 20%를 차지한다. 게다가 그런 제품에는 파라벤, 솔벤트, 부틸화 히드록시 톨루엔(BHT), 프로필렌글리콜 그리고 때로는 유해한 인공 향료도 첨가된다. 이런 화학 물질은 신경계에 매우 해로우며 호르몬 분비와 생식 기능을 저해한다.

독성도 심각한 문제이지만 발한을 억제하는 것 자체가 자연에 맞지 않다. 우리 몸의 자연적인 기능은 노폐물과 독소를 체외로 배출함으로써 제거하는 것이다. 땀이 나지 않도록 하기 위해 사람들이 사용하는 독성 강한 제품들을 생각하면 끔찍하기까지 하다. 제약업계는 이런 제품이 문제가 안 된다고 계속 주장하지만 그 말을 믿어서는 안 된다.

나는 피부의 고유한 기능을 방해하지 않으면서 상쾌한 느낌을 주는 자연적인 체취 억제제만 사용할 것을 권장한다. 건강식품 가게와 자연 제품 매장에 그런 제품이 많이 나와 있다. 다만 상표에 적힌 정보를 자세히 읽어보고 구입하기 바란다.

디지털 기기 - 편리하지만 위험하다

스마트폰 사용을 제한해야 한다고 말하면 누구든 정신 나간 소리라고 할 것이다. 세월을 되돌리거나 시계를 거꾸로 가게 할 수는 없다. 그만큼 현대인의 삶은 복잡해졌고, 테크놀로지가 우리의 생활 방식을 근본적으로 바꿔놓았다.

모든 일이 자동화되고 해결책이 끊임없이 나오면서 생활이 편리해진 것은 부인할 수 없는 사실이지만, 그럼에도 문제는 갈수록 더 많아지고 있다. 특히 테크놀로지의 부작용이 심각하다. 그러나 기술업계는 소비자들에게 그런 사실을 알리려고 하지 않는다. 오히려 그들은 본질을 호도하는 의심스러운 연구 결과를 근거로 아무 문제가 없다는 식으로 반박한다.

한 예로 그들은 스마트폰이 알츠하이머병으로부터 우리를 보호하는 효과를 가져올 수 있다고 주장한다. 이는 알츠하이머병의 진행에서 주된 역할을 하는 것으로 믿어지는 베타아밀로이드 플라크를 형성하도록 유전자를 조작한 실험 쥐 96마리를 대상으로 한 연구 결과를 바탕으로 한 주장이다. 연구팀은 실험 쥐들을 두 그룹으로 나눈 다음, 한 그룹은 7~9개월 동안 하루 두 시간씩 스마트폰 수준의 전자파 복사에 노출시키고, 나머지 그룹은 전자파에 노출시키지 않았다.

그 결과 알츠하이머병 증상이 나타나기 전에 스마트폰 전자파에 노출된 쥐들은 그렇지 않은 쥐들보다 나중에 그 병에 걸릴 확률이 더 낮았다. 더구나 알츠하이머병에 해당하는 인지 손상이 나타난 후 전자파에 노출된 쥐들은 전반적으로 증세가 호전된 것으로 나타났다.

사우스플로리다 대학에서 실시된 이 연구는 학술지 《알츠하이머병 저널》에서 '전자기장 치료가 알츠하이머병 위험이 높은 실험 쥐의 발병을 예방하고, 또 알츠하이머병에 걸린 쥐의 인지 손상을 역전시킨다'는 제목으로 발표된 뒤 전 세계 언론에서 크게 다뤄졌다. 그러나 다수의 과학자들과 자연건강 옹호론자들은 이 연구가 정직하지 못하며 신뢰할 수 없다고 지적했다.

특히 연구 결과의 홍보가 스마트폰 산업의 이익을 도모한다는 것이 심각한 문제였다. 그와 함께 세계보건기구(WHO)와 미국 국립보건원(NIH), 미국암학회(ACS)의 미심쩍은 태도도 지적되었다. 그들은 스마트폰의 전자파가 안전하다고 계속 주장한다. 그 반대를 가리키는 증거가 수두룩한데도 눈 하나 깜짝하지 않는다. 업계와 이해관계가 얽혀 있다는 점을 고려하면 사실 놀랍지도 않은 일이다.

이 연구의 가장 큰 문제 중 하나로 지적된 것은 실험 쥐를 노출시킨 스마트폰 수준의 전자파 복사가 실제 스마트폰에서 나오는 것이 아니었기 때문에 실제 스마트폰 사용자의 노출과는 비교될 수 없다는 사실이었다(쥐는 스마트폰을 사용할 수 없으니 당연한 지적이었다). 쥐가 노출된 비(非)스마트폰 전자파가 실제 사람이 노출되는 스마트폰 전자파와 비슷하다는 주장은 터무니없다. '스마트폰 수준의 전자파 복사'라는 키워드로 사람들에게 혼란을 주려는 의도가 내비친다.

게다가 이 연구의 기술 자문 중 두 사람이 스마트폰 산업에 오래 종사했다는 사실이 드러났다. 연구의 의도와 결과를 의심할 만한 또 다른 증거다.

물론 비스마트폰 전자파라고 해도 어느 수준의 전자파는 베타 아밀로이드 플라크를 예방하거나 줄일 수 있을지 모른다는 사실은 흥미로운 일이므로 추가의 연구가 필요하다. 하지만 이 연구 자체는 스마트폰 수준의 전자파가 이롭다는 주장을 과학적으로 뒷받침하지 않는다.

전체적으로 볼 때 전자파가 우리 건강에 해롭다는 증거가 이롭다는 증거보다 훨씬 많다. 특히 스마트폰의 전자파에 노출되는 것이 우리 몸에 유해하며, 암을 포함해 많은 질병을 일으킬 수 있다는 점을 시사하는 증거가 많다.

그러나 스마트폰만 탓할 일은 아니다. 또 다른 기술적인 위험으로 학술지《미국 역학 저널》에 발표된 스위스 베른 대학의 연구에 따르면, 고압 송전선 부근에서 거주할 경우에도 알츠하이머병을 비롯해 여러 종류의 치매에 걸릴 위험이 높아질 수 있다. 송전선에서 나오는 극저주파 전자파도 알츠하이머병의 위험을 높일 수 있음을 보여준 첫 연구였다.

고압선 - 보이지 않는 위험

이 연구를 실시한 스위스 과학자들은 1990~2000년 스위스 인구 총조사 데이터를 2000~2005년에 사망한 29세 이상인 470만

명의 데이터와 비교했다. 그리고 장거리 고압 송전선에서 50m 이내에 거주한 사람들이 알츠하이머병으로 사망할 위험은 그보다 멀리 떨어진 곳(최소한 600m)에 거주한 사람들의 1.24배였다는 결론을 얻었다.

거주 기간도 주요인으로 작용했다. 송전선 부근에서 거주한 기간이 5년인 경우 알츠하이머병으로 사망할 위험은 1.51배, 10년인 경우는 1.71배, 15년 이상인 경우는 2배로 나타났다.

송전선이 그토록 위험한 이유는 무엇일까? 장거리 송전선은 220~380kV(킬로볼트)의 전력을 운반한다. 거기서 나오는 전자파는 극저주파로, 단거리에서 적은 양의 전기를 운반하는 일반 전선에서 나오는 것과는 다르다.

이러한 위험은 주택 안에도 도사리고 있다. 극저주파 전자파는 전자레인지 같은 가전제품이나 건물 내부의 배선망에서도 나온다. WHO도 이 같은 전자파가 암을 유발할 가능성이 있다는 사실을 인정하기 시작했다.

과거에도 나는 전자파의 위험을 제기하면서 스마트폰을 비롯해 전자레인지 같은 가전제품 사용을 가능한 한 줄일 것을 권고했다. 특히 켜져 있는 전자 기기 부근에서 잠자는 일은 반드시 피해야 한다.

생활 습관 – 알츠하이머병의 또 다른 주요 위험 인자

노화는 품위 있고 자연스럽고 순조로워야 한다. 충분히 그럴 수 있지만 우리 주변에는 만성 질환과 싸우면서 길고 고통스럽게 늙어가는 사람이 허다하다. 더 안타까운 것은 그 싸움을 시작하는 사람들의 나이가 갈수록 낮아진다는 점이다.

우리의 건강과 수명을 다루는 주류 의학계의 방식에 무엇인가 크게 잘못된 것이 있는 게 틀림없다. 그리고 우리가 살아가는 방식에도 심각한 문제가 있다. 그럼에도 우리 대다수는 자신이 무엇을 잘못하고 있는지 모른다. 또 사회와 기술의 발달이 우리를 위험한 생활 습관에 빠지도록 유도함으로써 건강을 해치고 있다는 사실 역시 깨닫지 못한다.

그토록 많은 사람이 만성 질환에 시달리는 이유가 무엇일까?

무엇보다 생활 습관이 만성 질환의 가장 중요한 요인이라고 할 수 있다. 우리 몸은 스스로 지탱할 수 있게 만들어졌다. 이를 위해 수많은 복잡한 시스템이 서로 연결되어 유기적으로 작동한다. 이처럼 정교하게 작동되도록 고안된 시스템에서 고장이 반복되는 것은 불가피한 내부적인 문제 때문이 아니라 외부 요인의 결과일 가능성이 크다. 고도의 전문 지식 없이도 누구나 쉽게 알 수 있는 명확한 사실이다. 그런데도 질병에 대한 근본 원인을 따지기보다 증상만 완화해주는 의심스러운 약을 공급하는 데 몰두하는 제약업계의 행태에 이의를 제기하는 사람이 거의 없다는 사실은 놀라울 따름이다.

여기서 분명히 알아야 할 점은 우리 몸이 건강과 균형을 회복하기가 어렵지 않다는 사실이다. 이를 고치기 어려운 이유는 오랫동안 몸에 밴 습관 때문이다. 알츠하이머병을 비롯해 여러 만성 질환의 원인으로 가장 명백하면서도 흔히 간과되는 것이 운동 부족이다. 우리 몸은 원래 가만있지 않고 움직이도록 만들어졌다.

심장을 튼튼히 유지하고 체중을 적절히 관리하며 몸의 각 조직과 기관이 충분한 산소를 공급받아 청결하게 작동하도록 하려면 무엇보다 활동적인 생활 방식을 꾸준히 실천하는 것이 중요하다. 그렇다고 격렬하게 활동해야 한다는 뜻은 아니다.

만성 질환 발병에 중요한 역할을 하는 또 다른 요인은 식생활이다. 요즘 우리는 자연식품보다 가공식품에 길들여져 있다. 역사상 인류가 지금처럼 영양가 없고 건강에 해로운 음식을 섭취한 시기는 없었다. 우리 주변의 많은 사람이 가공된 식재료, 인공 감미료와 첨가제, 인공 색소와 향, 방부제가 뒤범벅된 음식에 전적으로 의존한다.

다시 한번 강조하지만 그런 것은 음식이 아니다. 영양이 부족할 뿐 아니라 우리 몸의 필수 성분을 앗아가고, 갖가지 질병을 부른다. 대형 마트에서 예쁜 상자에 포장되어 팔리든, 패스트푸드점이나 드라이브스루 창구에서 산뜻한 종이 백에 담겨 제공되든 간에 그것은 음식이라고 부를 수 없다. 알맹이가 없고 병(病)만 가져다줄 뿐이다.

서비스가 빠르고 저렴하고 먹기 쉬운 음식과 다이어트 식품에 집착하는 우리 사회가 그로 인해 치러야 할 대가는 비만, 당뇨병, 심장 질환, 암, 자가면역 질환 그리고 끔찍한 알츠하이머병의 급증이다.

이런 추세는 앞으로도 줄어들지 않을 것이다. 과거 세대가 그저 평범한 음식으로 알았던 것이 지금은 건강식품 가게에서 엄청나게 비싼 가격에 팔리는 현실이 말도 안 된다는 생각이 들지 않는가? 농민 직거래 시장이나 자연식품 매장에서 멀리 떨어져 사는 사람들과 저소득층은 가공되지 않고 영양가 높은, 건강에 좋은 음식을 접할 기회가 없다.

그렇다면 식품업계는 왜 그 같은 엉터리 가공식품에만 열을 올리는 것일까? 한마디로 음식을 우리의 기본권이나 공공 서비스 또는 우리 삶의 필수 요소로 생각하지 않기 때문이다. 제약 산업처럼 식품 산업도 거대한 사업이다. '진짜' 식품을 팔기보다 방부제를 잔뜩 넣은 가공식품에 소비자들을 중독시키는 쪽이 훨씬 더 큰 이익을 보장해준다. 또 가공식품은 제조 원가도 낮고 장기 유통이 가능하여 부패로 폐기해야 하는 비율을 최소한으로 낮출 수 있다.

식품업계는 우리의 입맛을 길들여 저렴하고 영양가 낮은 식품 아니면 아주 비싼 미식 둘 중 하나를 찾도록 만들었다. 둘 다 높은 수익을 보장한다. 예를 들어 다큐멘터리 영화 〈슈퍼 사이즈미〉에서 모건 스펄록 감독은 맥도널드의 패스트푸드를 며칠, 몇 주, 심지어 몇 달 동안 상온에 두어도 부패하지 않는다는 사실을 실제로 보여주었다. 그만큼 방부제를 많이 사용한다는 뜻이다. '진짜' 음식을 내놓는 식당이라면 상해서 폐기해야 할 식품이 많다. 방부제가 들어 있지 않다면 당연한 현상이다. 하지만 패스트 푸드 업체를 포함한 식품업계는 그런 자연적인 부패를 화학적으로 방지함으로써 이익을 극대화한다. 이처럼 갈수록 더 많이, 더 널리 사용되는 식품 방부제와 첨가제는 예측이 불가능할 정도로 우리 몸에 나쁜 영향을 미친다.

우리 모두 경험으로 잘 알듯이, 모든 일에는 어떤 식으로든 대가가 따른다. 평소 건강을 염두에 두지 않고 저렴하고 쉽게 접할 수 있는 음식만 찾다 보면 나중에 만성 질환과 길고 고통스러운 싸움을 벌여야 한다. 그런데도 식품업계와 제약업계는 자신들의 말을 듣지 않으면 건강으로 대가를 치러야 할 것이라고 뻔뻔스럽게 우리를 협박한다. 사실은 그 반대인데도 말이다.

그들은 우리의 자유 의지를 빼앗아가면서 우리 스스로 그들의 선전을 따르는 선택을 했다고 우리가 믿도록 만든다. 물론 마트나 식당에 가면 선택지가 많다. 그러나 실제로는 거의 똑같은 선택이다. 따라서 진정으로 건강에 유익한 선택을 하지 않는다면 아무리 고르고 고른다 해도 거의 똑같이 먹을 만하지만 건강에 해로운 식품을 섭취하게 된다. 어디서 구입하느냐에 따라 모양과 맛은 약간 차이가 있을지 모르지만 실질적인 내용은 별로 다르지 않다.

돈 몇 푼에 건강을 팔아넘겨서는 안 된다. 그 몇 푼을 지금 건강에 투자하면 나중에 반드시 큰 보상을 받을 수 있다.

어떤 식품이 알츠하이머병 위험을 높일까?

알츠하이머병을 확실히 예방하는 식단은 아직 아무도 찾지 못했지만 이 병을 일으키는 데 영향을 주는 것으로 확인된 식단이 몇 가지 있다.

특히 포화 지방이 많고 혈당지수가 높은 식단이 위험하다. 붉은 육류, 치즈, 특정 오일 같은 대부분의 동물성 식품에는 포화 지방이 많이 들어 있다. 흰 빵, 흰쌀밥, 정제당, 탄산음료 등 정제되거나 가공된 탄수화물이 재료인 식품은 대부분 혈당지수가 높다.

한 연구에서 과학자들은 뇌 기능에 문제가 없거나 약간의 인지 장애가 있는 60대 중반의 사람들을 대상으로 식단과 알츠하이머병 사이의 상관관계를 살폈다.

한 그룹은 포화 지방이 많고 혈당지수가 높은 식단을 택했고, 다른 그룹은 그 반대로 가공된 탄수화물 대신 채소와 과일, 통곡물이 풍부한 식단을 택했다. 4주 뒤에 연구자들은 그들 각각의 알츠하이머병 생체표지자를 관찰했다.

그 결과 뇌 기능에 문제가 없는 사람들의 경우 포화 지방이 많고 혈당지수가 높은 식단으로 바꾸자 알츠하이머병의 위험을 가리키는 생체표지자가 늘어났다. 그와 달리 포화 지방이 적고 혈당지수가 낮은 식품으로 구성된 식단을 택한 사람들은 연구 시작 전보다 기억력 검사에서 더 나은 점수를 받았다.

하지만 약간의 인지 장애가 있는 사람들에게서는 그와 같은 효과가 나타나지 않았다. 다시 말하면 인지 장애가 시작되기 오래 전부터 건강한 식단을 꾸준히 유지하는 것이 그만큼 중요하다는 뜻이다.

이처럼 필수 영양분과 건강한 체중을 지속적으로 유지하면 알츠하이머병 예방에 큰 도움이 된다.

그러나 알츠하이머병은 증상이 겉으로 드러나기 수년 전부터 시작될 수 있으며, 일단 뇌 위축이 시작되면 식이요법만으로 상태를 되돌리기는 어렵다. 따라서 건강한 식단 채택을 나중으로 미루는 것은 바람직하지 않다. 병이 언제 시작될지 누구도 알 수 없기 때문에 최대한 일찍 식단에 신경을 써야 한다.

튀긴 음식을 피하라

서구인들이 가장 즐기는 간식이 감자튀김이다. 흔히 프렌치프라이로 불리는 감자튀김은 트랜스 지방이 많이 들어 있는 음식이다. 식재료를 기름에 튀기면 고소하기 때문에 사람들은 튀김을 좋아한다. 그러나 튀기는 것은 우리 건강에 가장 해로운 조리법 중 하나다. 건강에 신경 쓰는 사람이라면 식용유로 튀김을 할 경우 평소 안정되어 있던 지방이 유해한 트랜스 지방으로 변해 우리 몸에 들어가 심장마비의 위험을 크게 높일 수 있다는 사실을 잘 안다.

스페인 바스크 대학의 과학자들은 조리에 사용되는 오일 대부분이 암 이외에도 파킨슨병과 알츠하이머병 등의 신경계 문제를 일으킬 위험을 높일 수 있다고 지적했다. 이 연구 결과는 식품 분야 학술지 《식품화학》에 발표되었다.

해바라기씨 오일, 아마씨 오일, 올리브 오일 같은 식용유는 튀김이 가능한 온도로 가열되면 알데히드라는 화학 물질을 방출한다. 독성이 강한 그 물질은 호흡이나 음식 섭취를 통해 우리 몸에 들어갈 수 있다.

바스크 대학의 연구팀은 튀김에 사용되는 기름 중에서도 특히 해바라기씨 오일과 아마씨 오일이 고열로 가열되었을 때 알데히드를 가장 많이 방출한다는 사실을 확인했다.

그러므로 우리 몸에 알데히드가 들어가는 것을 막으려면 튀긴 음식 대신 굽거나 찌거나 볶는 음식으로 대체하는 것이 좋다. 다른 여러 연구에 따르면, 그나마 코코넛 오일이 안전하다. 다른 식용유에 비해 알데히드를 적게 방출하고, 트랜스 지방으로 변하지도 않는다.

비타민 B₁₂가 중요하다

 자신이나 배우자 또는 부모가 알츠하이머병의 초기 증상을 보이는 듯싶으면 우선 비타민 B_{12} 수치부터 확인하는 것이 좋다. 의사들은 인지 장애의 초기 증상이 보인다 해도 비타민 B_{12} 수치를 잘 검사하지 않는다. 비타민 B_{12} 결핍을 확인하지 않아 조기에 손쓰면 충분히 좋아질 수 있는 병을 오히려 키운다는 사실이 참으로 비극이다.

 필수 영양소인 비타민 B_{12}의 결핍은 사람들이 나이가 들면 더 흔히 나타난다. 이와 관련된 신경계 손상은 일찍이 1902년에 기록되었다. 비타민 B_{12}가 만성적으로 부족할 때 알츠하이머병과 유사하게 거의 돌이킬 수 없는 신경계 변성이 나타날 수 있다. 그러나 비타민 B_{12} 결핍이 확인되자마자 신속히 이 영양소를 다량 복용하면 상태가 나아질 수 있다. 그럴 경우 B_{12} 복용은 비용을 절약하고 소중한 기억과 인지 기능의 소실도 최대한 막을 수 있는 간단한 해결책이 될 수 있다.

고단백 저탄수화물 다이어트의 문제점

 최근 들어 고단백 저탄수화물 다이어트에 관한 관심이 갈수록 늘고 있다. 특히 체중 감량법이나 보디빌더들의 전통적인 비상수단 식단으로 인기가 높다. 그러나 이 다이어트는 신장에 무리를 주고 골밀도 저하를 초래할 수 있다. 아울러 고단백 식단이 뇌 위축으로 이어질 가능성이 있다는 연구 결과도 나왔다.

학술지 《분자 신경 퇴화》에 발표된 연구에 따르면, 고단백 저탄수화물 다이어트와 다른 세 가지 다이어트(고지방 저탄수화물, 저지방 고탄수화물, 탄수화물-지방-단백 균형)를 비교한 결과, 고단백 저탄수화물 다이어트가 전체 뇌 중량을 가장 크게 감소시킨 것으로 나타났다. 이 연구를 실시한 과학자들은 전반적인 뇌 변화와 관련해 이 네 가지 다이어트와 뇌의 아밀로이드 단백질 축적 사이에 어떤 상관관계가 있는지도 조사했다.

흥미롭게도 나머지 다이어트는 모두 뇌 변화에서 별다른 차이를 보이지 않았다. 오직 고단백 저탄수화물 다이어트를 실시한 사람들만 상당한 뇌 변화를 보였다. 변화는 특히 알츠하이머병이 가장 직접적으로 영향을 미치는 부위 중 하나인 해마에서 두드러지게 나타났다. 전반적으로 그들의 뇌 중량은 다른 다이어트를 실시한 사람들의 뇌보다 5% 정도 적었다.

이런 사실은 무엇을 말해줄까? 흔히 건강에 좋은 것으로 알려진 고단백 저탄수화물 다이어트가 사실은 우리 몸에 해로울지 모른다는 뜻이다. 우리가 늘 명심해야 할 것은 균형이다. 건강의 열쇠는 균형이다. 균형 잡힌 식단이 최고다.

무시무시한 설탕 중독

설탕 섭취는 다른 부작용도 많지만 특히 체중 증가와 충치의 주범으로 오래전부터 잘 알려져 있다. 그런데 미국생화학·분자생물학회(ASBMB)에서 발표된 연구에 따르면, 설탕 섭취가 알츠하이머병과 직접적인 관련이 있을 가능성도 크다.

연구팀은 실험 쥐를 두 그룹으로 나눴다. 한 그룹에는 일반 사료와 함께 설탕물을 추가로 먹였고, 나머지 그룹에는 설탕물을 제외하고 일반 사료만 먹게 했다. 약 6개월 뒤 설탕물을 추가로 먹은 쥐들은 대조 그룹의 쥐들보다 평균 체중이 20% 더 나갔다. 또 고지질증과 인슐린 저항성을 더 많이 보였고, 기억 유지와 학습 능력 검사에서 점수가 더 낮았으며, 뇌의 베타아밀로이드 플라크 양도 2배 이상이었다.

당뇨병이 알츠하이머병을 부를 수 있다

지금 이 순간에도 전 세계에서 4000만 명이 넘는 사람들이 알츠하이머병에 시달리는 것으로 추정된다.

주류 의학계가 알츠하이머병을 유전적 소인 탓으로 돌리면서 기적의 약을 개발하려고 안간힘을 쓰지만 환자는 계속 늘어만 간다. 이런 상황에서 최근의 새로운 연구는 알츠하이머병 예방의 열쇠가 또 다른 중요한 만성 질환의 발생을 억제하는 데 있다는 점을 시사한다. 그것은 바로 현재 매우 빠르게 확산되고 있는 당뇨병이다.

학술지 《신경학》에 발표된 연구에 따르면, 당뇨병은 알츠하이머병의 발병 위험을 상당히 높일 수 있다. 가장 흔한 당뇨병은 비만과 활동 부족이 주원인으로 지목되는 제2형 당뇨병이다. 다시 말해 체중을 줄이고 규칙적으로 운동을 하면 예방할 수 있다는 뜻이다. 연구를 이끈 일본 규슈 대학의 기요하라 유타카 박사는 해당 논문에서 이렇게 강조했다.

"우리 연구의 결과는 당뇨병을 치매의 주요 위험 인자로 생각할 필요가 있다는 점을 강력히 시사한다. 당뇨병은 흔한 질환으로 근래 들어 전 세계적으로 환자가 크게 늘어나는 추세다. 이 때문에 당뇨병의 통제가 어느 때보다 중요해졌다."

이 연구는 60세 이상의 약 1,000명을 대상으로 했다. 연구자들은 그들에게 먼저 당뇨병 검사를 실시한 뒤 개인별로 11년에 걸쳐 알츠하이머병 증상이 나타나는지를 관찰했다. 연구 기간 동안 그중 약 4분의 1이 알츠하이머병 진단을 받았다. 당뇨병 환자나 흔히 대사 증후군 또는 당뇨병 전 단계로 불리는 내당능(耐糖能) 장애(IGT)를 가진 사람은 알츠하이머병에 걸릴 확률이 혈당 수치가 정상인 사람의 2배에 이르렀다. 그것도 고혈압과 고지혈증, 흡연 같은 다른 인자들을 모두 고려한 결과였다.

당뇨병은 췌장의 인슐린 분비가 감소하거나 중단되어 혈당을 조절할 수 없는 질병이다. 세포의 에너지가 고갈되면 이에 대응하기 위해 혈당 수치가 올라간다. 이 대사되지 않은 혈당이 혈류를 통해 순환되면서 몸에 온갖 문제를 일으킨다. 그중 하나가 신경계의 손상이다.

당뇨병이나 당뇨병 전 단계의 특징은 인슐린 저항이다. 일반적으로 음식은 우리 몸 안에서 포도당 등 당의 형태로 전환되어 혈류에 흡수된다. 혈류에 당이 증가하면 췌장은 호르몬의 일종인 인슐린 분비를 늘린다. 인슐린은 세포에 들러붙어 혈류에서 당을 걸러내 세포의 에너지원으로 옮긴다.

인슐린 저항이 있는 사람의 경우 몸의 세포가 인슐린 작용에 반응하는 역량이 떨어진다. 그러면 췌장은 인슐린 저항에 맞서기 위해 더 많은 인슐린을 분비한다. 이 때문에 혈류의 인슐린 수치 상승은 당뇨병이 올 가능성이 있는 지표로 사용된다.

우리 몸 내면의 지능은 반사적인 반응을 일으키도록 되어 있다. 인슐린 수치가 비정상적으로 높아지면 우리 몸은 인슐린 수용체 수를 줄이기 시작한다. 포도당 과다의 피해를 입지 않기 위해서다. 이 단계에서 조치가 취해지지 않으면 췌장은 결국 인슐린 분비를 중단해 더는 포도당이 처리되지 않는다. 이것이 당뇨병이다.

건강한 에너지 대사와 세포의 적절한 기능, 자유 라디칼 제거를 위해 인슐린은 필수적이다. 따라서 자체적으로 인슐린을 생산할 수 없는 당뇨병 환자는 대사 장애와 산화 스트레스(세포가 충분한 산소를 활용할 수 없는 상태)의 위험이 크게 높아진다. 그런 장애와 스트레스는 염증과 세포 괴사로 이어진다.

뇌는 많은 에너지를 사용하는 궁극의 대사 기관이다. 전체 체중에서 뇌가 차지하는 비율은 약 2%에 불과하지만 우리 몸이 사용하는 모든 에너지 중 20%를 소비하므로 뇌세포의 미토콘드리아(각 세포에 에너지를 공급하는 세포 소기관)가 제대로 기능하는 것이 매우 중요하다. 미토콘드리아의 에너지 생산이 줄어들면 뇌 건강에 심각한 문제가 발생한다. 결국에는 뇌세포가 괴사하면서 알츠하이머병 같은 신경 변성 질환이 발생한다.

뇌는 근육 같은 조직과 달리 에너지원인 포도당을 자체적으로 많이 저장할 수 없다. 그래서 뇌세포에 에너지를 차질 없이 공급하려면 뇌는 우리 몸의 인슐린 생산에 의존해야 한다. 당뇨병으로 인슐린이 생산되지 않아 에너지 공급이 중단되면 대사와 미토콘드리아 기능에 장애가 생겨 뇌의 변성이 일어난다.

이런 현상은 호르몬 코르티솔을 통해 스트레스 반응을 일으킨다. 코르티솔은 위기 상황에서 우리 몸을 보호하기 위해 자연적으로 생산되는 호르몬이다. 그러나 우리 몸의 위기 상황이 계속되면, 다시 말해 스트레스가 만성적이 되면 코르티솔이 과다하게 생산되면서 몸을 보호하는 것이 아니라 오히려 기억 장애, 면역체계 기능 저하, 노화 가속, 수명 단축으로 이어질 수 있다.

코르티솔의 과다 생성이 지속되면 우리 몸에 여러 가지 부수적인 피해가 생긴다. 특히 학습과 기억을 관장하는 뇌 부위인 해마에서 발생하는 피해가 치명적이다.

간단히 말하면, 당뇨가 알츠하이머병의 가장 큰 단일 위험 인자 중 하나다. 스웨덴 카롤린스카 연구소와 스톡홀름 노년학 연구센터의 공동 연구에 따르면, 당뇨병 환자의 경우 알츠하이머병에 걸릴 확률이 당뇨가 없는 사람보다 70% 더 높다.

미국 캘리포니아주 소재 카이저 병원의 연구자들은 제2형 당뇨 환자 2만 2,000명 이상을 대상으로 8년 동안 그들의 데이터를 추적했다. 그리고 높은 혈당 수치가 치매 위험을 높이는 직접적인 요인이 될 수 있다는 결론에 이르렀다(혈당 수치가 아주 높은 사람의 치매 발병 위험이 가장 컸다). 연구를 이끈 레이철 휘트머 박사는 이렇게 말했다.

"당뇨가 유행하면서 제2형 당뇨병이 크게 늘었다. 우리의 연구 결과를 바탕으로 추정해보면 앞으로 알츠하이머병 환자가 예상보다 훨씬 더 많이 나올 가능성이 크다. 이런 추세가 지속될까 매우 염려스럽다."

염려는 거기서 그치지 않는다. 알츠하이머병과 당뇨병의 상관관계는 그보다 더 밀착되어 있다. 알츠하이머병 환자의 뇌에서 볼 수 있는 베타아밀로이드 단백질의 축적이 당뇨병 환자의 췌장에서도 나타난다. 둘 다 장기적인 세포의 영양 결핍으로 염증과 세포 괴사가 발생한 결과다.

이처럼 당뇨병의 예방이 알츠하이머병을 막는 데 중요한 역할을 한다는 점에는 이론의 여지가 없다. 하지만 당뇨병이 있다고 해서 지나치게 걱정할 필요는 없다. 혈당을 조절하는 방법이 있기 때문이다. 당뇨병이 있어도 혈당을 잘 관리하면 뇌의 스트레스와 염증을 막아 노년기의 알츠하이머병을 예방할 수 있다. 또 당뇨병이 없는 사람들은 그 상태를 유지하기 위해 최선을 다해야 한다.

혈당 관리는 어렵거나 복잡한 것이 아니다. 간단하면서도 중요한 두 가지가 운동과 건강한 체중 유지다.

이와 함께 자신의 식습관이 혈당 수치에 어떤 영향을 미치는지도 잘 이해해야 한다. 특히 정제된 탄수화물이 위험하다는 사실을 명심해야 한다. 혈당 수치를 급속히 올리기 때문이다. 그럴 경우 비정상적인 대사 반응이 나타나고, 그 과정이 반복되면 비만과 당뇨병이 올 수 있다.

나초, 토르티야 칩, 감자튀김 같은 패스트푸드 대부분의 주성분이 정제된 탄수화물이다. 게다가 그런 음식을 조리할 때에는 인공 조미료인 글루탐산 모노나트륨(MSG)과 고과당 옥수수 물엿 같은 화학 물질이 많이 사용된다. 입맛을 자극하지만 건강에는 해로운 것들이다. 맛있다고 속아 넘어가서는 안 된다. 그런 식품이 우리 건강에 최대의 적이 된다는 사실을 명심하라.

반면 통곡물로 섭취하는 탄수화물과 건강에 이로운 지방은 우리 몸에 스트레스를 주는 혈당의 급증을 막아준다. 이런 식습관은 당뇨병 유무와 상관없이 자신의 건강을 크게 증진할 수 있다. 특히 건강한 뇌와 기억력을 유지하는 손쉬운 방법이다.

비만이 정신 건강을 해칠 수 있다

우리는 과도한 체중이 여러 가지 이유로 우리 몸에 해롭다는 사실을 잘 안다. 이제 거기에 또 다른 이유 하나가 추가되었다. 최근 발표된 연구는 과체중이나 비만이 정신 건강에도 해롭다는 사실을 보여준다.

알츠하이머병과 비만의 연관성은 아직 확실하지 않다. 그 둘 사이에 직접적인 인과 관계가 있는지, 또는 비만이 당뇨병으로 이어져 알츠하이머병을 일으킬 수 있는지는 첨단 과학도 아직 명확히 밝혀내지 못했다.

그러나 비만이 영양 불량이나 소화 불량의 표시라는 점에 대해서는 과학자들 모두 동의한다. 역설적이지만 영양 결핍이 지속되면 비만이 온다. 아무리 많이 먹어도 몸이 섭취한 음식을 제대로 처리하거나 소화하거나 활용할 수 없기 때문이다.

예를 들어 가공식품을 많이 먹으면 영양가 없고 열량만 높은 '빈 칼로리'가 몸을 가득 채우면서 체내의 주요 시스템이 체증 현상을 일으켜 기능이 저하된다. 앞서 지적했듯이 그런 식품에는 질산염과 MSG 등 신경을 자극하는 흥분 독소가 잔뜩 들어 있다. 그런 식품에 지속적으로 노출되면 간 또는 담낭에 독소가 쌓여 소화 불량이 악화된다. 그 결과 더 많이 먹게 되지만 이득은 전혀 없을 뿐 아니라 만성 탈수증까지 나타날 수 있다. 그로 인해 소화 기능이 더욱 나빠지는 악순환이 이어진다.

이처럼 비만은 여러 가지 이유에서 매우 위험하다. 게다가 과다한 체중은 신체 전반에 스트레스를 가하면서 뇌 건강을 해쳐 알츠하이머병까지 일으킬 수 있다.

미국신경학회(AAN)에서 발표된 연구에 따르면, 중년에 과체중이나 비만이 되었을 때 특히 위험하다. 체중이 조금만 늘어도 알츠하이머병의 발병 위험을 크게 높일 수 있다.

이 연구는 스웨덴 쌍둥이 등록부에 등록된 8,500여 명을 대상으로 30여 년에 걸쳐 그들의 키와 체중 변화를 추적했다. 쌍둥이들은 중년기에 기록된 체질량지수(BMI)에 따라 두 그룹으로 나뉘었다. 연구자들은 쌍둥이들이 65세에 이르렀을 때의 정보를 치매 진단과 비교했다. 그 결과 중년기에 과체중이나 비만이었던 사람들이 치매나 알츠하이머병에 걸릴 위험이 BMI가 정상이었던 사람들보다 80%나 높다는 점을 확인했다.

학술지 《신경학》에 발표된 또 다른 연구도 비슷한 결론을 제시했다. 연구팀은 약 6,500명을 대상으로 그들이 40~45세 때 복부 지방과 BMI를 측정했다. 그러고 나서 그들이 약 70세에 이르렀을 때 치매와 알츠하이머병 검사를 했다. 그 결과 허리둘레 기준으로 최상위 5분의 1에 해당하는 사람들의 치매 발병 위험도가 최하위 5분의 1에 해당하는 사람들보다 거의 300% 높았다.

이 연구에서 주목할 만한 점은 건강한 체중인 사람도 복부 지방이 많은 경우 치매 위험이 높았다는 사실이다. BMI 수치가 정상 범위에 드는 사람들 가운데 복부 지방이 많은 사람의 치매 발병 위험도는 그렇지 않은 사람보다 90% 높았다. 과체중이나 비만이면서 복부 지방도 많은 사람은 똑같이 과체중이나 비만이지만 복부 지방이 적은 사람보다 치매 발병 위험이 80% 높았다.

그 이유는 복부 지방이 심장이나 폐 같은 우리 몸의 주요 기관과 더 가까이 위치한다는 사실에서 기인하는 듯싶다. 신체의 다른 부위에 저장된 지방과 달리 복부 지방은 우리 몸의 필수적인 기능을 더 많이 방해할 수 있다는 뜻이다.

이 두 건의 연구는 중년기에 건강한 체중을 유지하는 것이 알츠하이머병의 발병 위험을 낮출 수 있다는 증거를 다시 한번 보여준다. 따라서 활동을 많이 하면서 설탕 섭취를 최대한 줄이는 식습관이 매우 중요하다.

간과 뇌의 뗄 수 없는 관계

우리는 우리의 몸이 당연히 알아서 잘 작동하겠거니 생각하고 별로 신경 쓰지 않는 경향이 있다. 이는 대부분 우리 몸 안에서 이뤄지는 수많은 일과 그 복잡한 과정을 정확히 이해하지 못하기 때문이다. 그러나 우리가 우리 몸을 정성껏 대하면 그 혜택은 곧바로 나타난다. 우리가 직접 느끼거나 체험하지 못한다 해서 신경 쓰지 않아도 우리 몸 안에서 모든 일이 저절로 순조롭게 진행되는 것은 아니라는 뜻이다.

이제 우리의 기분과 감정, 기억, 웰빙 인식이 우리 몸의 특정 기관에 크게 의존한다는 사실에 관해 좀 더 자세히 알아보고자 한다. 그처럼 높은 차원의 기능과 연결되어 있다고는 꿈에도 생각 못 할 기관이다.

바로 '간'이다. 우리는 간이 우리 몸의 화학 공장이라고 배웠다. 하지만 그것은 간의 역할과 기능을 지나치게 단순화한 개념이다. 간은 대다수 사람들이 생각하는 것보다 훨씬 더 많은 역할과 기능을 수행하는 우리 몸의 필수 기관이다.

간의 건강은 소화 과정, 혈액의 질(質)과 순환 과정, 신경계의 건강과 직결된다. 이런 과정들의 복잡한 상호 작용이 우리 뇌에 물리적으로나 정신적으로 직접적인 영향을 미친다. 따라서 간의 상태를 최상으로 유지하는 것이 건강을 지키는 열쇠다.

다른 사람들에게 비치는 우리의 모습, 우리의 처신, 대인 관계, 기분, 욕구, 인내와 관용의 수준, 인생사에 대한 우리의 반응은 모두 우리 신경계의 건강에 따라 좌우된다.

하지만 우리는 그런 사실을 제대로 인식하지 못하고 자신의 내면에 그다지 신경 쓰지 않을 때가 많다. 그래서 우리 자신과 다른 사람들, 그리고 전반적인 세상에 대한 인식 등을 포함해 우리가 경험하는 모든 것이 우리 몸과 관련된 물리적이고 생화학적인 기반에서 비롯된다는 사실을 모르고 지낸다.

정신 차리기 어려울 정도로 급변하고 요동치는 요즘 세상에서 우리는 온갖 스트레스 상황에 노출될 수밖에 없다. 그와 같은 조건은 우리 몸을 엉망으로 만든다. 뇌는 몸의 최고 통제 기관이다. 뇌가 충분한 영양을 공급받고 적절한 주기마다 쉬면서 재충전하지 않으면 우리 몸은 쉽게 균형을 잃고 기능 장애를 일으킨다. 지속되는 초조와 불안, 안달, 분노, 짜증, 공격성, 우울 등은 우리의 신경계가 과부하에 시달리고 있다는 표시다.

뇌는 하루 한시도 쉬지 않고 아주 복잡한 과제를 수행해야 하기 때문에 신경 펩티드(강력한 뇌 호르몬)가 많이 필요하다. 따라서 정상적인 뇌세포는 다량의 신경 펩티드를 쉽게 만들어낼 수 있다. 하지만 그런 호르몬을 만들려면 영양분이 계속해서 공급되어야 한다.

불행히도 현대 농업은 토양의 모든 기본 영양소를 거의 다 고갈시키고 그 대신 독성 화학 물질(살충제 등)을 가득 채웠다. 게다가 현대의 식품 가공 방법이 영양 결핍을 더욱 악화시켰다. 이는 산업화된 선진국의 공통적인 문제다.

그러나 그보다 더 큰 문제가 있다. 대부분의 영양 결핍은 외부적인 원인보다 우리 몸 안의 소화 기능 저하에서 비롯된다. 그중에서도 가장 문제 되는 기관이 간이다. 뇌는 영양이 부족해도 오랜 시간 버티면서 정상적인 기능을 수행할 수 있다. 하지만 시간이 흐를수록 피로와 무기력, 기분 저하, 우울, 통증 등 몸의 불편함이 나타난다. 그러다가 영양 결핍이 극단에 이르면 조현증(정신분열증), 자폐증 그리고 알츠하이머병 같은 정신 장애가 올 수 있다.

신경계는 뇌와 척수, 척추와 뇌신경, 자율 신경을 포함한다. 신경계의 건강은 주로 혈액의 질에 따라 결정된다. 혈액은 혈장과 세포로 구성되어 있다. 혈장은 물, 혈장 단백질, 무기염, 호르몬, 비타민, 영양 물질, 조직과 기관의 노폐물, 항체, 가스로 이뤄진다. 혈액 세포에는 세 가지가 있다. 백혈구와 적혈구 그리고 혈소판이다. 혈액 내부에서 약간이라도 비정상적인 변화가 나타나면 그 파급 효과가 신경계를 비롯해 몸 전체에 퍼진다.

혈액 세포 세 가지는 전부 적골수(적혈 모세포나 적혈구가 다량으로 들어 있어 붉게 보인다)에서 만들어진다. 조혈 작용을 하는 적골수는 소화계가 공급하는 영양으로 유지된다. 간에 담석이 생기면 음식의 소화와 영양 흡수가 방해받는다. 그럴 경우 혈장이 처리되지 못한 잉여 노폐물로 가득해지면서 적골수에 공급되는 영양소가 줄어든다. 그로 인해 혈액 세포 구성의 균형이 깨지고 호르몬 경로가 차단되면 신경계에서 비정상적인 반응이 일어난다.

신경계와 관련된 질병 대부분은 부적절하게 구성된 혈액에 그 뿌리를 두고 있다. 혈액의 질이 떨어지면 간의 기능 장애로 인해 장내 세균의 균형이 깨지면서 신경계 질병을 비롯해 각종 질환이 발생한다.

간이 수행하는 수많은 기능 하나하나가 신경계, 특히 뇌에 직접적인 영향을 미친다. 간세포는 글리코겐(당원)을 포도당으로 전환한다. 포도당은 산소, 물과 함께 신경계의 가장 중요한 영양소로서 신경계에 필요한 에너지 대부분을 충당한다.

뇌의 무게는 체중의 2%에 불과하지만 우리 몸 전체 혈액량의 약 20%가 모여 있다. 뇌는 포도당도 대량 소비한다. 하지만 간에 담석이 생기면 뇌와 신경계 전체에 공급되는 포도당의 양이 크게 줄어들어 각종 장기를 포함한 기관과 감각, 정신 건강에 영향을 미칠 수 있다.

뚜렷한 이유 없이 온몸에 힘이 빠진 듯한 느낌을 겪어본 적이 있는가? 각 기관과 조직의 세포에 공급되어야 할 포도당이 일시적으로 부족하기 때문일 수 있다. 그 같은 불균형의 초기 단계에서는 특히 당분이나 탄수화물이 주가 되는 음식이 당긴다. 동시에 기분 변화가 심하고 정서적인 스트레스를 겪을 수 있다.

담석 때문에 생기는 문제는 그뿐이 아니다. 간은 우리 몸의 아미노산으로 혈장 단백질과 혈액 응고 인자 대부분을 만든다. 간과 담낭을 연결하는 담관에 담석이 있으면 이 중요한 기능을 방해한다. 혈액 응고 인자의 생산이 줄어들면 혈소판 수가 감소하면서 자발성 모세 혈관 출혈이나 다른 출혈성 질환이 나타날 수 있다.

그런 출혈이 뇌에서 발생하면 뇌 조직이 파괴되어 신체 마비나 사망으로 이어질 수 있다. 출혈의 중증 정도는 고혈압이나 알코올 중독 같은 유발 인자에 의해 결정된다.

새로운 세포 생성이 세포의 괴사와 노화 속도에 미치지 못하면 혈소판 수치도 떨어진다. 특히 담석이 간세포의 혈액 공급을 방해할 때 그런 현상이 나타난다.

주요 혈액 응고 인자의 합성에 또 다른 필수적인 요소가 비타민 K다. 비타민 K는 간에 저장되는 지용성 비타민이다. 우리 몸이 소장에서 지방을 흡수하려면 담즙 분비를 통해 만들어지는 담즙산염이 필요하다. 간과 담낭에 생긴 담석으로 인해 담즙의 흐름이 차단되면 지방이 충분히 흡수되지 못해 비타민 K 결핍이 올 수 있다.

앞서 설명했듯이 담석은 혈관계에 장애를 일으킬 수 있다. 혈액이 지나치게 걸쭉해지면 혈관이 굳어 손상되기 쉽다. 염증이 생겼거나 손상된 동맥에서 혈전이 생기면 그 부위에서 멀리 떨어진 곳의 작은 동맥 속에 혈전 조각이 들러붙어 허혈(국소빈혈증)이나 경색증이 생길 수 있다. 뇌의 동맥에서 일어나는 경색증을 뇌졸중이라고 부른다.

혈액 순환 장애는 뇌를 비롯해 신경계 전체에 피해를 준다. 간 기능의 저하는 특히 별 아교 세포(성상 세포, 중앙 신경계의 주된 지지 조직을 구성하는 세포)에 영향을 준다. 그럴 경우 무관심, 방향 감각 상실, 브레인 포그(brain fog, 머리에 안개가 낀 듯 멍한 상태), 섬망증, 근육 경직 그리고 극단적인 경우에는 혼수상태가 올 수 있다.

질소성 박테리아 노폐물이 간에서 해독되지 않고 결장에서 흡수되면 혈액을 통해 뇌세포로 들어갈 수 있다. 암모니아 같은 다른 대사 노폐물도 농도가 높아져 독성을 갖게 되면 혈관의 투과성을 변화시켜 혈액-뇌 장벽(혈액을 통해 뇌에 해로운 물질이 유입되는 것을 막아주는 시스템)의 효율을 떨어뜨린다. 그렇게 되면 여러 가지 유독성 물질이 뇌로 흘러들어가 더 심각한 피해를 일으킨다.

치매나 알츠하이머병의 직접적인 원인은 신경 조직의 위축이다. 뇌의 많은 신경 세포가 충분한 영양을 공급받지 못할 때 위축 현상이 일어난다. 따라서 유해 물질을 제거하는 기관을 잘 청소하고 그 기관에 공급되는 영양을 개선하는 것이 신경계 질환을 예방하고, 관리하며, 심지어 병의 진행을 역전시킬 수 있는 효과적인 조치다.

간은 몸 전체에서 지방의 소화와 흡수, 대사도 제어한다. 담석은 지방 대사를 방해하고 혈액 속의 콜레스테롤 수치에 영향을 준다. 콜레스테롤은 우리 몸을 구성하는 모든 세포의 필수 구성 요소로, 특히 세포의 대사에서 핵심적인 역할을 수행한다. 우리 뇌의 10% 이상이 순수 콜레스테롤(수분이 제거된 상태)로 이루어져 있다. 콜레스테롤은 뇌의 발육과 기능에 매우 중요하고, 뇌 신경 조직의 손상을 막아준다.

혈액 속의 지방과 콜레스테롤 수치가 균형을 이루지 못하면 뇌와 신경계에 중대한 영향을 미치면서 거의 모든 질병을 일으킬 수 있다. 간과 담낭에서 담석을 제거하면 세포에 영양이 순조롭게 공급되어 알츠하이머병의 발병 위험을 줄일 수 있다(간과 담낭의 해독에 관한 더 자세한 내용을 알고 싶다면 내가 쓴 책 《의사들도 모르는 기적의 간 청소》를 참고하기 바란다).

'나쁜' 콜레스테롤과 스타틴에 관한 진실

고대로부터 오랜 세월에 걸쳐 검증되고 전승되어온 지혜가 언제나 주류 의학보다 한 수 위인 것은 분명하다. 그럼에도 우리는 현대 의학의 주장에 세뇌당해 잘못된 믿음을 많이 받아들이고 있다.

한 예로 우리는 '좋은' 콜레스테롤과 '나쁜' 콜레스테롤에 관해 많은 이야기를 듣는다. 고밀도 지질 단백질(HDL)은 좋은 콜레스테롤이고, 저밀도 지질 단백질(LDL)은 나쁜 콜레스테롤로 정의된다. 하지만 놀라지 마시라. '나쁜' 콜레스테롤이라는 LDL이 오히려 우리 몸에 이로울 수 있다. 실제로 LDL은 뇌의 기능을 도와주고, 노화하는 뇌를 알츠하이머병으로부터 보호하는 필수적인 지방이다.

컬럼비아 대학 산하 타우브 연구소의 과학자들은 65세 이상 1,100명을 대상으로 한 연구를 통해 LDL과 HDL을 포함한 전체 콜레스테롤의 수치가 높은 사람이 알츠하이머병에 걸릴 위험이 낮다는 결론을 얻었다고 학술지《신경학 기록》에 발표했다. 콜레스테롤은 무조건 위험하다는 의료업계의 견해에 정면으로 배치되는 주장이다.

콜레스테롤은 우리의 건강에 여러모로 이롭다. 특히 신경계의 건강에 필수적이다. 신경 세포의 증식에 콜레스테롤이 필요하기 때문이다. 아울러 에스트로겐, 테스토스테론, 프로게스테론, 코르티손 등 신경계 건강에 직접 기여하는 여러 기능을 조절하는 호르몬의 생산에도 콜레스테롤은 반드시 필요하다.

물론 콜레스테롤의 과잉은 해롭다. 콜레스테롤이 과다하게 생산되는 것은 대사 과정의 균형이 무너졌다는 표시다. 그런데도 사람들은 식단과 생활 습관의 교정을 통해 이런 과정을 복구하기보다는 병원부터 찾는다. 의사들은 그런 환자를 적극 환영하며 곧바로 약을 처방한다.

콜레스테롤 수치를 낮추기 위해 의사들이 가장 많이 처방하는 약이 스타틴 계열이다. 간의 콜레스테롤 생산 효소를 억제하는 약이다. 스타틴 계열 중에서 가장 널리 알려진 아토르바스타틴은 2003년 베스트셀러 약으로 이름을 떨쳤다. 당시 기준으로 의약품 사상 최고의 베스트셀러가 아니었을까 싶다. 책이나 음반처럼 약도 베스트셀러가 되는 상황이 얄궂지 않은가?

제약사들은 그 같은 성공에 고무되어 스타틴 계열의 약을 대거 개발하기 시작했다. 2010년 이래 수많은 스타틴 계열의 약이 쏟아져 나오면서 지금은 의사들이 그 약들의 이름을 다 알기조차 힘들 정도다.

특히 미국 국립 콜레스테롤 교육 프로그램(NCEP)이 폐쇄성 심혈관 질환의 1차 예방책으로 스타틴 계열의 약을 추천하기 위해 지침을 변경하면서 미국의 스타틴 시장은 3배 가까이 성장했다. NCEP 패널은 스타틴 요법을 옹호하며 무작위 임상 시험 결과들을 인용했다. 그러나 학술지 《랜싯》에 게재된 한 보고서는 "스타틴 요법이 효과적이라는 증거를 제공하는 연구 결과는 하나도 없다"라고 지적했다.

그러고 나서 바로 탐사 보도 기자들은 NCEP 패널에 참여한 의사 9명 중 8명이 스타틴 계열의 약을 생산하는 제약사로부터 재정적인 후원을 받았다는 사실을 폭로했다.

후원을 받은 의사들은 그 같은 비윤리적인 성격이 문제 된다는 지적을 받고도 스타틴 계열의 약이 심혈관 질환을 예방하는 1차적 수단이 될 수 있다는 주장을 굽히지 않았다. 여기서 '1차적'이라는 단어가 사용되었다는 사실이 의미심장하다.

스타틴 계열의 약 사용을 둘러싼 제약업계의 교묘한 속임수와 거짓 주장 뒤에는 이런 약의 부작용이 심각하다는 서글픈 사실이 자리 잡고 있다. 가장 흔히 나타나는 부작용은 간 손상(얼마나 역설적인가?), 기억 상실과 착란, 근(筋) 쇠약, 제2형 당뇨 등이다. 우리 몸에 필수적인 비타민 D 생산도 억제한다.

더 희한하게도 제약업계는 스타틴 계열의 약이 알츠하이머병의 치료나 그 병에 걸릴 위험을 낮추는 데 도움이 될 수 있다는 허구적인 믿음을 퍼뜨렸다. 이러한 주장은 동물을 대상으로 실시된 이전의 몇 가지 연구 결과를 바탕으로 한다.

사람을 대상으로 한 몇몇 연구도 콜레스테롤 수치를 낮추는 약과 알츠하이머병의 발병 위험 감소 사이에 연관성이 있다고 주장했다(이 역시 문제가 있는 연구였다). 그 근거는 콜레스테롤 강하제가 알츠하이머병의 발병에 관여하는 것으로 생각되는 염증을 줄일 가능성이 있다는 발상이었다.

이후 많은 과학자들이 그 연구 결과를 재확인하려 했지만 성공하지 못했다. 그러자 캐나다 브리티시컬럼비아 대학의 제임스 라이트 박사는 "스타틴이 알츠하이머병 예방에 효과가 없다는 확실한 증거가 드러났다"라고 논평했다.

미국 국립노화연구소(NIA)가 후원하고, 학술지 《신경학》에 발표된 한 연구가 좋은 예다. 연구팀은 평균 75세인 약 1,000명을 추적 조사했다. 연구가 시작될 시점에서 그들 중 누구도 치매 증상을 보이지 않았다. 그들 전부 스타틴을 복용했으나 몇 년 뒤 그중 약 200명이 알츠하이머병 진단을 받았다.

따라서 다시 한번 강조하지만, 스타틴 계열의 약이 알츠하이머병 발병의 위험을 줄일 수 있다는 증거는 전혀 없다는 것이 명백한 사실이다.

아드레날린에 흥건히 젖지 마라

스트레스가 정신 이상을 일으킬 수 있다는 이야기를 들어본 적이 있는가? 사실 우리 가운데 얼마나 많은 사람이 스트레스가 장기적으로 건강에 미치는 영향을 궁금해할까? 별로 없을 것이다. 신체적인 건강만을 말하는 게 아니다. 장기적인 만성 스트레스는 기억력 상실까지 초래할 수 있다.

어떻게 그럴 수 있을까? 간단히 설명하면 이렇다. 스트레스 호르몬은 알츠하이머병과 관련 있는 베타아밀로이드 플라크와 뇌 병변의 형성을 가속화할 수 있다.

학술지 《신경과학 저널》에 발표된 연구에 따르면, 캘리포니아 대학(어바인 캠퍼스)의 과학자들은 어린 실험 쥐에 7일 동안 덱사메타손을 주사했다. 덱사메타손은 우리 몸에서 자연적으로 분비되는 스트레스 호르몬인 코르티솔과 유사한 합성 당질 코르티코이드다. 그 결과 실험 쥐들의 베타아밀로이드 축적량이 덱사메타손을 투여받지 않은 대조 그룹의 쥐들보다 60％가 많았다.

쥐에 주사된 덱사메타손은 사람이 스트레스를 받을 때 분비되는 스트레스 호르몬의 양과 같은 비율이었다. 표본 그룹과 대조 그룹의 차이는 뚜렷했다. 한 예로 주사 후 일주일 만에 생후 4개월 된 쥐에 생긴 뇌 병변이 주사하지 않은 생후 8~9개월 된 쥐와 비슷했다. 또 뇌 병변이 있는 생후 13개월 된 쥐의 경우, 주사의 영향으로 병변의 성장이 더욱 빨라졌다.

이런 사실에 비춰볼 때 노년기까지 지속적으로 건강을 유지하려면 스트레스 관리가 반드시 필요하다는 것을 알 수 있다. 또 고령자에게 흔히 처방되는 약 중에 당질 코르티코이드가 함유된 것이 많다는 사실에 경각심을 가져야 한다는 점도 일깨워준다. 그런 약들은 특히 알츠하이머병 초기 단계에 있는 환자들에게서 인지력 상실을 가속화할 가능성이 있다.

단기적인 급성 스트레스는 투쟁-도피 반응을 촉발함으로써 위기 상황에 처했을 때 생존에 도움을 준다. 투쟁-도피 반응이란 긴급 상황에서 빠른 방어 행동 또는 문제 해결 반응을 보이기 위한 흥분된 생리적 상태를 말한다. 그러나 반복되는 스트레스 요인이나 우울증으로 발생하는 장기적인 만성 스트레스는 우리 건강에 영구적인 피해를 줄 수 있다. 연구에 따르면, 장기적인 스트레스는 시상하부(뇌에서 수많은 기능을 관장하는 중요한 기관이다) 같은 뇌 부위를 위축시킨다.

만성 스트레스는 도파민, 에피네프린(아드레날린), 코르티솔 같은 신경 전달 물질의 분비를 촉진하여 뇌에도 영향을 준다.

특히 코르티솔은 우리 몸 전체에서 각종 시스템에 영향을 미치고 심박수를 올린다. 심박이 빨라지면 폐와 순환계가 영향을 받는다. 혈류도 3~4배로 증가한다. 그에 따라 혈압이 상승하면서 호흡이 가빠진다. 혈류가 심장과 근육 조직에 집중되면서 입과 목이 마르기 시작하고, 피부가 차갑고 축축해진다. 심지어 소화 활동도 중단된다.

다시 말하지만 이런 반응은 단기적인 경우, 위기 상황에서 목숨을 구하는 데 큰 도움이 된다. 그러나 오래 지속되는 스트레스 반응은 건강에 중대한 피해를 끼친다. 따라서 요가와 명상 혹은 독서나 편안한 음악 감상 같은 조용한 활동, 또는 가끔씩 하는 심호흡 등의 스트레스 감소 기법을 활용하면 장기적인 건강과 전반적인 웰빙을 크게 개선할 수 있다.

조용히 있는다며 가만히 앉아서 TV만 보는 것은 바람직하지 않다. 다른 신체 부위와 마찬가지로 뇌도 제대로 기능하려면 운동이 필요하다. 장기, 스도쿠, 스크래블, 악기 연주, 그림 그리기처럼 정신적인 자극이 되는 취미 생활을 갖는 것이 좋다. 그런 활동은 스트레스를 줄여주고 뇌를 긍정적으로 자극해 오랫동안 정신 건강을 유지할 수 있게 해준다.

스트레스를 다루는 일이 어려운 것은 우리의 뇌와 몸이 부정적인 스트레스와 긍정적인 스트레스를 구분하지 못하기 때문이다. 우리 몸은 언제나 평형과 균형을 추구한다. 그래서 평형과 균형에서 벗어나도록 만드는 것을 모두 스트레스로 간주한다. 늘 바쁘게 움직이고 잠시도 가만히 있지 못하는 사람들은 아무리 그런 상황을 즐긴다 해도 자기 스스로 만성 스트레스를 쌓아간다. 좋은 것도 한두 번이지 너무 잦으면 오히려 해가 되는 법이라는 사실을 명심하자.

숙면이 보약이다

만성적인 수면 장애와 알츠하이머병 사이에는 우리가 생각하는 것보다 더 긴밀한 연관성이 있다. 세인트루이스워싱턴 대학 의과대학원의 요엘 주 박사는 한 논문에서 다음과 같이 말했다.

"우리의 연구 결과, 잠을 설치면 기억에 문제가 없는 사람의 뇌에서도 알츠하이머병의 주요 지표인 베타아밀로이드 플라크 축적이 더 빨라지는 것으로 나타났다."

이 연구는 치매 증상이 없는 45~80세인 100명의 수면 패턴을 조사했다. 그들의 절반은 알츠하이머병 가족력이 있었고, 나머지 절반은 그런 가족력이 없었다.

그들은 매일 여덟 시간씩 수면을 취하도록 되어 있었지만 수면 방해 때문에 어떤 사람은 수면 시간이 여섯 시간 반 정도였다. 결과적으로 그중 25%가 베타아밀로이드 플라크의 조짐을 보였다. 여덟 시간의 수면 동안 자주 깨지 않은 사람은 잠을 설치거나 일곱 시간 미만의 수면을 취한 사람보다 베타아밀로이드 플라크 축적 조짐을 보일 확률이 5분의 1로 줄었다. 이 결과를 보면 수면에 지속적으로 방해를 받는 사람들은 나중에 알츠하이머병에 걸릴 위험이 높다는 것을 알 수 있다.

따라서 매일 최소 여덟 시간은 수면을 취하는 것이 좋다. 그러면 단기적으로 개운하고 힘이 솟을 뿐 아니라 장기적으로도 많은 혜택을 얻을 수 있다.

햇빛을 충분히 쬐고 있는가?

비타민 D의 중요성은 앞에서 자세히 다뤘다. 이 비타민은 태양광 속의 자외선을 통해서만 체내에서 합성된다. 비타민 D가 우리 몸에 가장 필수적인 비타민이라는 사실은 두말할 필요도 없다. 최근에는 이 비타민이 뇌에서 베타아밀로이드 플라크의 축적을 막거나 제거하는 데 도움이 된다는 증거도 나왔다.

과학자들은 오래전부터 비타민 D 결핍이 일반적인 노화 관련 기억력 문제만이 아니라 알츠하이머병에도 영향을 줄지 모른다고 추정했다. 그러던 중 일본 도호쿠 대학의 과학자들이 실시한 연구는 비타민 D가 뇌에서 베타아밀로이드 플라크를 제거하는 과정에도 관여한다는 사실을 확인했다. 연구자들은 뇌에 베타아밀로이드 플라크가 축적된 실험 쥐에 비타민 D를 주사했는데, 그 효과가 매우 좋았다. 실험 쥐 뇌의 염증이 크게 줄어들면서 베타아밀로이드 플라크가 대부분 제거되었다.

비타민 D 결핍은 알츠하이머병의 발병 위험을 높일 뿐 아니라 여러 가지 심각한 건강 문제를 일으킬 수 있다.

태양광의 자외선을 통해 피부 속에서 합성되는 비타민 D는 뼈와 면역 체계의 건강만이 아니라 정서적·심리적 건강에도 필수적이다. 이 비타민이 부족하면 암, 심장병, 당뇨, 다발성 경화증이 발생할 위험도 커진다.

추운 날씨 때문에 주로 실내에서 지내며 햇빛을 많이 쬐지 못하는 겨울철에 우울증을 겪는 사람이 적지 않다. 놀랍게도 미국의 경우 고령자의 95% 이상, 일반인의 약 85%가 비타민 D 결핍이다. 따라서 일광 화상을 입지 않고 햇빛을 즐기는 생활 습관이 바람직하다.

약이 오히려 병을 부를 수 있다

제약업계는 알츠하이머병의 증상을 완화해준다며 여러 가지 약을 출시했다. 그러나 이런 약은 종종 심각한 부작용을 일으킨다. 하지만 그들은 알츠하이머병의 예방과 치료에 도움을 주는 것으로 알려진 자연 약제를 외면하면서 부작용도 아랑곳하지 않고 '마법의 약'을 개발하려고 애쓴다. 요즘 알츠하이머병 환자에게 흔히 처방되는 약들을 좀 더 자세히 살펴보자.

도네페질(상표명 아리셉트)은 심한 부작용 때문에 사용자의 26%가 견디지 못하고 복용을 중단한 것으로 나타났다. 도네페질은 뇌세포 사이의 신호 전달을 담당하는 신경 전달 물질인 아세틸콜린의 분해를 억제함으로써 신경 세포 사이의 접합부에서 아세틸콜린의 양을 증가시켜 알츠하이머병 환자의 기억과 인지 기능을 개선하는 것으로 알려져 있다. 하지만 그 효과는 일시적이고 알츠하이머병을 치료하지도, 그 병의 진행을 지연시키지도 못한다.

또 다른 약인 나멘다도 도네페질과 비슷한 여러 부작용이 있으며, 이 역시 단기적인 증상 완화 효과만 기대할 수 있다. 알츠하이머병의 진행을 역전시키거나 중단시킬 가능성은 없다는 뜻이다. 아울러 도네페질과 나멘다 둘 다 약간의 일시적인 효과라도 보려면 지속적으로 복용해야 하는데 부작용 때문에 그러기가 쉽지 않다.

이런 약의 부작용은 불규칙한 심장 박동, 고혈압, 어지러움, 설사, 구토, 변비, 청력 약화, 흐린 시력, 백내장, 신장병, 심장마비, 발작 등이다.

알츠하이머병 약은 환자에게 오히려 해를 끼칠 수도 있다. 이런 약은 환자의 뇌에 나타나는 베타아밀로이드 플라크를 표적으로 삼는다. 그러나 정작 의료업계는 이 플라크가 실제로 알츠하이머병을 일으키는지, 아니면 단지 그 병으로 인해 나타나는 증상인지를 정확히 밝히는 데에는 관심이 없다.

어쩌면 베타아밀로이드 플라크는 우리 몸이 스스로를 보호하려는 몸부림의 산물인지도 모른다. 병든 몸은 스스로 치료하려고 끊임없이 시도하면서 평형을 되찾기 위해 모든 방어 수단을 동원한다. 그러나 생화학적 처리 과정이 이미 무너진 상태여서 그 같은 시도는 오히려 문제를 키운다. 그 결과 몸이 치유를 위해 안간힘을 쓰는데도 증상은 더 나빠진다.

기이하게 들리겠지만, 질병은 자기 회복 또는 자가치유를 위한 우리 몸의 필사적인 노력에서 비롯된다. 만약 그런 노력이 질병으로 나타나지 않는다면 몸의 생화학적인 균형이 완전히 깨져 사망에 이르게 된다. 이것이 생존 본능의 힘이자 강점이다.

실제로 캘리포니아 대학(샌디에이고 캠퍼스)에서 실시된 획기적인 연구는 우리 몸이 알츠하이머병과 싸우는 과정에서 뇌에 베타아밀로이드 플라크가 쌓인다는 사실을 보여준다.

이 연구에서 나노생물물리학자 라트네시 랄이 이끄는 팀은 3차원 컴퓨터 시뮬레이션을 비롯한 여러 가지 첨단 기술을 활용해 베타아밀로이드가 뇌에서 어떤 작용을 하는지 관찰했다.

이 과정에서 연구팀은 베타아밀로이드 플라크를 표적으로 삼는 약이 새로운 이온 채널을 형성하면서 뇌세포로 하여금 다량의 칼슘 이온을 흡수한다는 사실을 확인했다. 그 결과 기억에 필요한 바로 그 신경 세포들이 괴사했다.

이 연구 결과는 베타아밀로이드 플라크가 알츠하이머병의 원인이라는 믿음과 정면으로 배치된다. 그 플라크가 뇌세포를 베타아밀로이드 단백질로 둘러싸 스트레스 요인으로부터 보호하려는 우리 몸의 반응일 수 있기 때문이다. 아울러 이런 사실은 알츠하이머병 약을 복용할 때 단기적인 효과가 사라지면 증상이 악화하는 경우가 잦은 이유도 설명해준다.

항정신병 약의 위험

알츠하이머병 환자는 극단적인 공격성과 착란 등 위압적인 행동을 보일 수 있다. 의사들은 환자들의 그런 증상을 관리하기 위해 종종 항정신병 약(신경이완제)을 처방한다. 그러나 이 역시 알츠하이머병 환자에 대한 또 다른 의약적인 위협이 될 수 있다.

항정신병 약은 알츠하이머병 치료제로 FDA의 승인을 받은 적이 없는 데다, 그 같은 목적으로 사용하는 것에 대한 경고도 있지만 의사들은 독자적인 재량에 따라 알츠하이머병 환자에게 그런 약을 처방한다. 긴급한 경우 승인받은 목적 외의 용도로 특정 약을 처방할 수 있는 '오프라벨(off-label)' 제도가 그 근거다. 미국에서는 요양원 환자의 30~60%가 항정신병 약을 처방받는다. 그러나 학술지 《플로스 메디신》에 게재된 한 논문은 그런 약이 알츠하이머병 증상의 악화를 초래할 수 있다고 지적했다.

영국의 비영리 기관인 알츠하이머병 연구재단이 후원한 이 연구에서 과학자들은 영국의 여러 요양원에서 항정신병 약을 복용하는 알츠하이머병 환자 165명을 대상으로 그 약의 효과를 관찰했다.

연구팀은 그중 절반에게 리스페달, 세로켈, 지프렉사 같은 항정신병 약을 계속 복용하게 했고, 나머지 절반에게는 위약을 주었다. 6개월 후 연구팀은 항정신병 약을 복용한 환자들의 언어 능력이 위약 복용 환자들보다 떨어졌으며 전체적인 사망률도 높다는 사실을 확인했다.

두 그룹 사이의 격차는 시간이 흐를수록 더욱 커졌다. 2년 생존율은 항정신병 약 그룹이 46%인 반면, 위약 그룹은 71%였다. 3년 뒤 생존자는 항정신병 약 그룹에서 30%, 위약 그룹에서 59%로 2배의 차이를 보였다.

그 외에도 항정신병 약은 뇌졸중과 흉부 감염 같은 부작용을 수반한다. 아울러 경도 및 중등도 수준의 행동 문제가 있는 알츠하이머병 환자의 경우에는 이런 약의 장기적인 혜택을 찾아볼 수 없었다.

따라서 왜 이런 약이 알츠하이머병 환자에게 과도하게 처방되는지 의문을 갖지 않을 수 없다. 물론 치매나 알츠하이머병 환자들은 공격성과 극심한 동요 같은 다루기 어려운 행동을 보일 수 있다. 그러나 병을 악화시키는 약으로 그들을 진정시키는 것은 좋은 해결책이 아니다.

이 연구를 이끈 런던 킹스 칼리지의 클라이브 밸러드 박사는 "우리 연구의 결과는 알츠하이머병 환자의 행동 문제에 대한 장기적인 치료책으로 항정신병 약보다 좀 덜 해로운 대안을 찾을 필요가 있다는 점을 보여준다"라고 지적하며 이렇게 덧붙였다. "현재로서는 극단적인 공격성을 보이는 알츠하이머병 환자의 경우 항정신병 약을 사용할 수밖에 없다. 그러나 우리 연구가 보여준 심각한 문제는 이런 약의 불필요하고 장기적인 처방을 조속히 금지해야 한다는 점을 강조한다."

이러한 사실로 미루어볼 때 알츠하이머병 환자의 증가에 대한 제약업계의 해결책은 실제로 환자에게 득이 되기보다는 실이 많은 듯싶다.

하지만 눈을 돌려 잘 살펴보면 부작용이 전혀 없고, 알츠하이머병의 진행을 늦추거나 중단시키거나 심지어 역전시킬 수 있는 자연치료제가 아주 많다.

알츠하이머병은 결국 무엇인가?

대다수 질병이 그렇듯, 알츠하이머병도 복잡한 건강 이상 상태다. 스위치를 껐다 켰다 하는 식으로 간단히 해결될 문제가 아니다. 알약 하나 삼키는 것으로 예방하거나 치료할 수 있는 증상이 아닌 것이다. 게다가 환자의 증상이 모두 같지도 않다. 그러므로 발병에 영향을 줄 수 있는 인자가 무엇인지 전부 파악한 다음 그 요인들을 하나하나 처리하기 위해 최선을 다하는 수밖에 없다.

알츠하이머병은 만성적이고 신경 변성적이며 염증이 일으키는 뇌의 질환으로 신경 세포의 소실(뇌세포 괴사), 베타아밀로이드 플라크 축적, 에너지 생산 감소, 자유 라디칼 스트레스와 관련이 있다. 주로 학습과 기억을 처리하는 뇌 부위가 손상을 입지만 피해 부위가 꼭 거기에 국한되는 것은 아니다. 특히 심화되는 기억 상실과 치매가 알츠하이머병의 전형적인 증상이다.

알츠하이머병과 밀접한 관련이 있는 뇌의 베타아밀로이드 플라크는 그 나름대로의 기능을 갖고 있다. 베타아밀로이드는 아미노산(단백질) 결합체인 펩티드의 일종이다. 아미노산은 우리 몸에서 여러 가지 중요한 역할을 수행한다. 따라서 제약업계와 주류 의학계가 베타아밀로이드 플라크를 알츠하이머병의 증상 중 하나가 아니라 그 병의 주원인으로 지목한 것은 안타까운 일이다(물론 그들로서는 이해관계 때문에 그럴 수밖에 없겠지만 말이다). 상관관계와 인과 관계의 차이를 보여주는 전형적인 사례가 아닐까 싶다.

베타아밀로이드 같은 펩티드는 여러 가지 중요한 속성을 갖고 있다. 우선 펩티드의 일반적인 기능은 우리 몸을 산화 스트레스와 자유 라디칼에 의한 피해로부터 보호하는 것이다. 슈퍼푸드에 들어 있는 항산화 성분의 역할과 같다.

아울러 펩티드는 콜레스테롤 운반을 조절하고, 염증 부위의 박테리아를 제거한다. 염증에 대한 우리 몸의 자연적인 반응 중 하나라는 뜻이다.

따라서 뇌의 베타아밀로이드 플라크가 알츠하이머병과 그토록 밀접하게 연관되어 있는 것은 그 플라크가 신경 변성을 일으키는 뇌의 염증에 맞서려는 우리 몸의 자연적인 반응이기 때문이다.

베타아밀로이드 플라크는 갑자기 어디에선가 나타나 뇌에 침입해 뇌 조직을 고사시키는 것이 아니다. 플라크는 알츠하이머병의 원인이 아니라 증상일 뿐이다.

주류 의학계가 연구에서 베타아밀로이드 플라크에 대한 공격에 집착하는 것은 놀라운 일이 아니다. 질병의 근본 원인을 전혀 모르기 때문이다. 게다가 뻔한 이야기이지만 제약업계는 소비자의 건강보다는 신약의 개발과 판매에 도움이 되는 정보에만 관심을 갖는다. 그들이 베타아밀로이드 플라크에 초점을 맞추는 것은 의약품의 공격 표적으로 삼기에 만만한 유형의 실체이기 때문이다. 당연히 그 비용은 소비자의 몫이다. 우리는 착각하지 말아야 한다. 진짜 문제는 베타아밀로이드 플라크가 아니다. 마음과 정신을 앗아가는 치명적 질병인 알츠하이머병의 근본 원인은 염증이다.

간단히 말해 알츠하이머병은 주변 환경에 산재하는 독성 물질이 우리 몸에 과도하게 쌓이거나, 해로운 음식과 소화 장애로 인해 필수 영양소가 서서히 고갈된 결과로 생기는 질병이다. 의약품 같은 다른 독성 물질도 문제가 된다. 그 외 머리 외상이나 두뇌 활동 부족도 관련이 있다. 이 모든 요인에 의해 뇌세포가 서서히 퇴행하다가 임계점에 이르면 급속히 괴사하게 된다. 결과적으로 정상적인 노화에서 나타나는 것보다 훨씬 더 빠르고 심각하게 뇌 기능을 상실하는 것이 알츠하이머병이다.

근육을 사용하지 않으면 위축되고 기능을 잃듯이 뇌도 장기간 활동하지 않으면 인지 능력을 상실한다. 지금까지 살펴본 요인 하나하나가 알츠하이머병의 증상 발현에 영향을 미칠 수 있다.

질병의 정신적인 측면 중시해야

앞에서 언급했듯이 모든 질병에는 신체적인 측면만 아니라 정신적인 측면도 있다는 것이 나의 지론이다. 알츠하이머병도 예외는 아니다. 알츠하이머병에 걸리는 것은 우연이 아니라 각자의 무의식적인 사고방식에 의해 좌우된다. 알츠하이머병의 정신적인 근원은 개인과 사회 둘 다에 뿌리를 두고 있다.

개인적인 차원에서는 여러 가지 정서적인 요인이 관여한다. 그것은 실망, 좌절, 갈등 등 마음의 문이 닫힐 정도로 쌓이는 스트레스 요인들을 가리킨다. 모든 생각과 느낌, 감정이 뇌에서 생화학적 변화를 일으켜 신체의 나머지 부위에 영향을 미친다. 뇌에서 일어나는 모든 변화는 태도의 변화, 자아 존중, 자아 수용 또는 갈등에 대한 반응 등과 관련 있다.

그 때문에 우리가 심한 스트레스나 분노, 원망, 죄책감을 초래하는 사건이나 감정을 감당하지 못하면 신체의 기능 장애가 나타날 수 있다. 완전히 해소되지 못한 트라우마나 마무리하지 못한 사적인 일 등이 그 예다. 아무튼 요점은 우리의 마음이 현실을 직시하기보다 의식적이거나 무의식적으로 문을 닫아건다는 사실이다. 어떤 문제를 의식하는 일이 지나치게 고통스러울 때는 의도적이든 그렇지 않든 그 문제를 의식하지 않는 상태가 된다.

우리는 과거의 트라우마를 깨끗이 해소하고, 남아 있던 사적인 일을 완전히 마무리 지어야 고통과 스트레스로부터 해방될 수 있다. 그렇지 않으면 문제를 거부하거나 피함으로써 현실과 거리를 두려고 애쓰는 과정에서 상황은 더 나빠진다.

알츠하이머병은 여러모로 현시대의 상황을 반영한다. 우리가 물리적인 기계가 아니라는 사실은 어떻게 봐도 명백하다. 예비 부속품으로 갈아 끼우거나, 볼트나 너트를 조절하는 식으로 우리의 문제를 해결할 수는 없다. 그럼에도 우리는 건강 문제에 관한 그 같은 태도를 고집한다.

우리 몸은 스스로 자신을 유지하는 놀라운 능력을 갖고 있다. 따라서 우리가 건강을 위해 할 수 있는 가장 중요한 일은 우리 몸이 갖고 있는 그런 자연적인 능력을 최대한 지원하는 것이다. 제약업계가 개발한 의약품 등 비자연적인 개입에 의존하면 자연적인 과정을 방해하여 오히려 역효과를 낼 수 있다.

그런데도 우리 사회는 자연이 우리에게 별로 이롭지 않다고 믿는 듯하다. 수많은 사람이 필수적인 햇빛을 피하고, 스스로 수면을 박탈하며, 건강에 좋은 자연식품 대신 가공된 정크푸드를 선호한다. 그러면서 그들은 늘 피곤하고, 아프고, 비참하다고 푸념한다. 분명히 사회적으로 아주 큰 문제다.

바로 그런 태도 때문에 많은 사람이 서서히 죽어가고 있다. 사실상 자살과 다름없다. 과도한 의약품 의존, 비만, 환경 독소, 정서적 문제, 영양실조, 활동 부족으로 지구상의 수백만, 아니 수십억 인구가 자체적인 기능을 잃어가며 신음하고 있다. 이 모든 문제가 만성 질환으로 표출된다. 암, 심장병 그리고 우리가 여기서 다루는 알츠하이머병이 대표적인 예다.

현재 알츠하이머병에 관한 모든 논의에서 이 같은 정신적인 측면과 전인적이고 전체론적인 접근법이 빠져 있다는 사실은 너무나 안타까운 일이다. 하지만 좋은 소식도 있다. 우리의 건강을 우리 스스로 책임지기 위해 할 수 있는 일이 아직 많다는 사실이다. 우리의 무력함을 주지시키려는 주류 의학계와 제약업계의 술수에 넘어가 질병을 어쩔 수 없는 운명으로 받아들여야 한다고 체

넘어서는 안 된다.

　다음 장에서 우리는 알츠하이머병을 예방하고 병세의 진행을 중단시키거나 심지어 역전시킬 수 있는 방법들을 살펴볼 것이다. 모두 우리가 지금 바로 시작할 수 있는 조치들이다. 무엇보다 자신의 건강은 자기 외에는 아무도 책임져주지 않는다는 사실을 명심하자.

제3장
알츠하이머병 자연 예방의 첫걸음

건강은 지키는 게 쉬운 만큼이나 잃기도 쉽다. 우리 몸은 항상 평형과 균형을 유지하거나 유지하려고 애쓴다. 평형과 균형 상태에서 많이 벗어날 때 우리 몸은 특정 증상이나 표시로 그 사실을 우리에게 상기시킨다.

하지만 안타깝게도 나중에 치러야 할 대가는 생각하지 않고 자신의 몸을 극한으로 몰아붙이는 사람이 많다. 예를 들면 몸에 필요한 영양분을 제대로 공급해주지 않고, 몸을 해로운 화학 물질이나 방사선에 노출시키며, 부정적인 태도와 정서적 상태로 몸 내부의 생화학 작용을 변화시킨다. 물론 우리는 세포 차원에서 일어나는 그런 해로운 작용을 체감하거나 인지할 수 없다. 그렇다고 해서 그런 일이 일어나지 않는 것은 아니다.

우리가 우리의 몸이 전하는 메시지를 이해하고 몸이 필요로 하는 것을 제때 공급하는 일은 그리 어렵지 않다. 건강에 진정으로 신경을 쓰면 놀라운 변화가 일어난다. 자신의 존재가 얼마나 기적적인지 알게 되고, 본능적으로 자신의 건강을 포함해 자기 자신을 존중하기 시작한다.

그러나 인간은 습관의 동물이다. 오래된 불건전한 생활 방식을 버리고 새로운 습관을 익히기란 보통 어려운 일이 아니다. 그럼에도 굳은 의지로 건전한 생활 습관을 택하고 이를 지속한다면 하루하루 건강이 달라지는 것을 느낄 뿐 아니라 생명에 대한 존중심도 갖게 된다.

이처럼 건강에 신경 쓴다는 것은 자신의 건강과 이상적인 건강에 대한 관점의 전반적인 변화를 의미한다. 그런 점을 염두에 두고 이제 알츠하이머병의 예방으로 눈을 돌려보자.

알츠하이머병과 그에 따른 증상(베타아밀로이드 플라크, 치매, 인지 장애, 착란, 섬망 등)은 신경 퇴행(신경 변성이라고도 한다)에서 비롯된다. 그 같은 퇴행 또는 변성은 증상이 나타나기 10년 혹은 심지어 20년 전에 시작될 수 있다. 그 때문에 선제적인 대응으로 사전 예방에 신경 쓰는 자세가 매우 중요하다. 어떤 질병이든 생긴 다음의 치료보다 예방이 훨씬 더 쉽다. 특히 질병이 시작되고 증상이 나타나기까지 오래 걸리는 경우에는 더더욱 그렇다.

우리는 수백 가지의 작은 행동과 조치로써 이 치명적인 질병으로부터 자신을 보호하는 일을 시작할 수 있다. 그것은 어떤 음식과 영양을 섭취하느냐 또는 자신의 몸을 어떻게 돌보느냐와 관련 있다. 제약업계는 알츠하이머병의 예방을 위해 개인적으로 할 수 있는 일이 없다고 주장하지만 절대 그 말을 믿으면 안 된다. 나이가 많다고 포기하는 것도 안 된다. 자신의 건강을 스스로 책임지기에 결코 늦은 때는 없다.

실제로 한 연구는 알츠하이머병의 진단 건수 중 최소한 절반은 예방이 가능하다는 점을 시사한다. 자신의 가족이 인지 기능을 잃어가는 모습을 지켜본 사람이라면 예방이 얼마나 중요한지 잘 알 것이다.

샌프란시스코 보훈병원의 데버라 반스 박사가 진행한 이 연구는 수천만 명의 알츠하이머병 환자가 포함된 전 세계의 많은 논문에서 추출한 데이터를 분석했다. 그 결과에 따르면, 알츠하이머병의 위험 인자 중에서 수정 가능한 가장 큰 요인은 저학력, 흡연, 활동 부족, 우울증, 중년기 고혈압, 중년기 비만과 당뇨병이었다. 또 그 각각의 요인은 전 세계의 알츠하이머병 진단 1720만 건과 연결되어 있었다. 전체의 51%에 해당한다.

여기서 중요한 점은 그 요인들이 모두 예방이 가능하다는 사실이다. 반스 박사는 "위험 인자를 변경했을 때 위험 수준도 달라졌다"라고 설명했다. 이 장에서는 알츠하이머병의 발병 위험을 낮추기 위해 지금 당장 우리가 할 수 있는 간단한 방법들을 알아보겠다.

알츠하이머병의 위험 인자

앞 장에서 살펴봤듯이 알츠하이머병의 위험 인자는 환경과 식생활, 생활 습관이라는 세 가지 범주로 분류할 수 있다.

환경적인 위험 인자는 대기 중의 오염 물질, 화장품 등 개인용품에 함유된 알루미늄과 수은, 주방 기구나 세제 등 가정용품에 들어 있는 화학 물질, 휴대전화 같은 첨단 기기의 전자파 공해 등이다.

식생활 관련 위험 인자는 가공식품과 패스트푸드 섭취, 비타민 결핍, 약 복용 등을 들 수 있다.

생활 습관에서 비롯되는 위험 인자는 운동 부족, 만성적 수면 장애, 스트레스, 우울증 등이다.

이런 위험 인자들을 효과적으로 피할 수 있는 유일한 방법은 건전한 생활 습관을 따르는 것이다. 예를 들어 가정에서 자연 제품을 사용하고, 식수 필터를 설치하고, 휴대전화를 곁에 둔 채 잠들지 말고, 균형 잡힌 식단을 선택하고, 가공식품과 의약품은 가능한 한 피해야 한다.

또 물을 충분히 마시고 자연식품을 섭취함으로써 우리 몸이 스스로 해독할 수 있도록 최대한 지원해야 한다. 자연식품을 예로 들자면 고수, 클로렐라, 스피룰리나를 섭취하면 체내에서 알루미늄과 수은 같은 중금속을 제거하는 데 효과적이다. 또 운동을 게을리하지 말고, 늘 긍정적으로 생각하며, 끊임없이 정신을 자극하고, 매일 밤 최소한 여덟 시간은 숙면하려고 노력하라.

이런 간단한 조치는 알츠하이머병을 포함해 여러 가지 만성 질환을 예방하는 출발점이 될 수 있다(생활의 균형을 맞추고 웰빙을 증진하는 방법에 관해 좀 더 자세히 알기를 원한다면 내가 쓴 책《건강과 치유의 비밀》을 참고하라).

자연 예방의 첫걸음

알츠하이머병은 위험 인자가 많은 만큼 예방하는 방법도 많다. 사실 너무 많아 열거하기조차 힘들다. 이전에 펴낸 여러 책에서 내가 강조했듯이, 만성 질환은 다양한 위험 인자가 쌓여 나타나는 결과다. 간단히 신속하게 해결할 수 있는 문제가 아니다. 그리고 다른 만성 질환에 시달리는 사람들이 알츠하이머병에도 걸릴 위험이 높다.

따라서 모든 만성 질환의 자연 예방이 실질적으로 건강을 보호하는 유일한 길이다. 여기서 말하는 자연 예방이란 우리 몸이 질병과 싸워 이기고, 손상된 세포를 재생할 수 있도록 해주는 건전한 생활 습관을 가리킨다.

너무 많은 사람이 너무 오랫동안 알츠하이머병에 관해 잘못된 인식을 갖고 있다. 알츠하이머병은 치유가 불가능하다거나 누구에게든 무작위적으로 찾아온다거나 심지어 노화의 정상적인 일부라는 허구적인 믿음 말이다. 그러나 이제는 그런 생각을 떨쳐버리자.

일례로 학술지 《신경과학 저널》에 실린 한 연구는 엽산(잎이 많은 푸른 채소와 감귤류에 다량 함유되어 있는 비타민 B군)이 풍부한 식단이 알츠하이머병으로 이어질 수 있는 뇌의 신경 세포 손상을 막아주고, 손상된 세포를 복구할 수 있다는 것을 보여주었다.

같은 학술지에 게재된 다른 논문에 따르면 생선, 호두, 아마씨에 많이 들어 있는 오메가3 지방산을 실험 쥐의 사료에 첨가했을 때 알츠하이머병의 진행이 상당히 늦추어졌다. 《뉴잉글랜드 저널 오브 메디신(NEJM)》에 발표된 또 다른 연구에서는 75세 이상의 고령자가 카드놀이, 십자말풀이, 악기 연주, 춤 또는 심지어 독서 같은 간단한 취미 활동에 참여하기만 해도 알츠하이머병에 걸릴 위험이 낮아지는 것으로 나타났다.

환경을 해독하라

우리는 과거 어느 때보다 유독한 환경에서 살아가고 있다. 화장품과 치약 또는 가정용 각종 세제의 유독성 화학 물질, 과일과 채소 또는 토양의 농약 잔여물, 수돗물의 불소, 주방 기구의 알루미늄, 치아 충전재의 수은, 또 거의 모든 곳에 산재하는 산업 공해 물질을 고려하면 우리 주변에서 청정 지대는 아예 없다고 해도 지나친 표현이 아니다.

전체적으로 볼 때 우리는 자연적으로 자란 식물, 깨끗한 토양, 유기농 오일로 만든 화장품과 공장에서 제조되지 않은 순수한 비누, 자연 식초 같은 세제 등 과거 자연에서 나왔던 거의 모든 것을 몸에 해로운 가공품과 합성품으로 대체했다. 그래서 이런 독소를 우리 몸에서 없애거나 최대한 피해야 할 필요성이 어느 때보다 더 커졌다. 요즘은 친환경 운동이 주목받고 있다. 앞으로도 계속될 추세다. 친환경 운동과 일상생활에서의 해독은 알츠하이머병을 포함해 대부분의 만성 질환 예방에 필수적이다.

친환경 운동은 우리의 개인 건강과 지구의 건강이 서로 긴밀하게 연결되어 있음을 깊이 인식하는 데에서 출발한다. 공해와 중금속과 독소가 없는 건강하고 생산적이며 행복한 환경을 잃어버린다면 건강하고 생산적이며 행복한 삶을 영위할 수 없다는 사실에 기초한 전체론적인 접근법을 가리킨다. 그런 쪽으로 내딛는 발걸음 하나하나가 가치 있는 노력이다. 우리 일상생활에 상존하는 위협 중 대표적인 몇 가지를 살펴보자.

위험 물질이 가득한 주방과 화장실

우리는 매일 수십 가지 제품을 사용한다. 그중에서 우리의 건강을 위협하지 않는 제품은 거의 없다. 주방, 화장실, 사무실, 음식, 화장품, 개인용품에 위협이 도사리고 있다. 한 연구에서 과학자들은 여성을 대상으로 160가지 화학 물질의 존재 여부를 조사한 결과, 거의 모든 여성의 혈액과 조직에서 다양한 유해 물질을 발견했다. 폴리염화 바이페닐(PCB), 유기 염소계 살충제, 과불화화합물, 페놀, 폴리브롬화 디페닐 에테르, 프탈레이트, 다환 방향족 탄화수소, 과염소산염 등이 대표적이다.

연구의 초점을 여성에 맞춘 것은 그들이 집안일을 더 많이 하기 때문이었다. 그러나 이런 화학 물질은 어디든 존재하기 때문에 누구에게나 위협이 된다.

- 폴리염화 바이페닐(PCB): 암과 태아의 뇌 발달 장애와 관련 있는 산업 화학 물질이다. 미국에서는 오래전에 사용이 금지되었지만 다른 나라들에서 계속 환경을 오염시키고 있다.
- 유기 염소계 살충제: 일반 농산물에 흔히 사용되는 살충제다. 이 물질이 우리 몸에 들어오면 신속히 분해되지 않고 지방이 많은 조직에 축적된다. 이 물질은 신경계 손상, 선천적 결손증, 파킨슨병, 호흡기 질환, 면역 체계 장애, 호르몬 교란, 암 등과 관련이 있는 것으로 알려졌다.
- 과불화 화합물(PFC): 연구에 따르면, 식재료가 들러붙지 않는 조리 기구에 사용되는 이 화합물은 신생아의 출생 체중 감소와 관련 있다. 이로 인해 조직과 기관의 발달에 문제가 생길 수 있다.
- 페놀: 이 물질은 심장, 폐, 간, 신장, 눈에 피해를 주고, 내분비계를 교란시킨다. 주로 개인 위생용품이나 가정용 세제에서 발견된다.
- 폴리브롬화 디페닐 에테르: TV, 컴퓨터, 소파 등 가정용품에 사용되는 난연제로서 호르몬 분비를 교란시키고, 학습과 기억 기능에 부정적인 영향을 미친다.
- 프탈레이트: 내분비계를 교란시키는 물질로 비닐 바닥, 세

제, 일부 플라스틱, 비누나 탈취제 또는 헤어스프레이 같은 개인 위생용품, 플라스틱 봉투, 음식 포장재, 장난감, 심지어 혈액 저장 백, 정맥 주사용 튜브 등에서도 발견된다.

- 다환 방향족 탄화수소: 강력한 발암 물질로 휘발유가 연소되거나 쓰레기가 소각될 때 발생한다.

- 과염소산염: 주로 방위 산업의 폭약에 사용되는 물질로 과염소산에서 생기는 소금의 일종이다. 소금은 물에 녹기 때문에 많은 나라에서 이 물질로 인한 환경 오염 문제가 심각하다. 호르몬 분비와 갑상선 기능을 방해하고, 태아의 발달에 문제를 일으킬 수 있다.

- 비스페놀 A(BPA): 이 역시 내분비계 교란 물질로 특히 태아의 발달에 장애를 일으킬 수 있다. 다양한 종류의 플라스틱에서 발견되는 이 물질은 이제 위험한 독소로 소비자의 요주의 대상 목록 상위에 올랐다. 기업체들도 소비자의 제품 안전성 요구에 부응해 BPA를 사용하지 않는 대안을 내놓기 시작했다. 자연건강 옹호론자들은 그동안 BPA 외에 일회용 컵이나 포장용 음식 용기에 사용되는 화학 첨가제 스티렌의 위험에 대해서도 경고해왔다. 그러나 이 같은 물질의 위험을 무시하라는 화학업계의 강한 압력을 오랫동안 받아온 미국 보건복지부는 이런 독성 물질을 발암 물질 목록에만 추가했을 뿐 금지하지는 못했다.

- 폴리염화 비닐(PVC) 샤워 커튼: 강한 냄새를 내뿜는 이 커

튼은 간과 신경계, 생식계, 호흡계에 심각한 피해를 입힐 수 있다. 냄새는 톨루엔, 에틸벤젠, 페놀, 메틸 아이소부틸 케톤, 자일렌, 아세토페논, 쿠멘 등 미국 환경보호국(EPA)이 위험한 대기 오염 물질로 규정한 치명적인 화학 물질에서 비롯된다. 미국 신문《뉴욕 선》에 실린 기사는 "실험한 커튼 중 하나는 108가지의 휘발성 유기 화합물을 측정 가능한 양만큼 방출했으며, 일부 화합물은 근 한 달 동안 방출이 지속되었다"라고 지적했다. 안전을 위해서는 PVC 샤워 커튼을 유리문이나 천으로 된 커튼으로 교체하는 것이 좋다.

- 벤조산나트륨: 요즘 거의 모든 곳에서 발견되는, 또 다른 위험한 화학 물질이다. 식품 보존제(방부제)로 사용되는 벤조산나트륨은 건강한 세포까지 괴사시킨다. 벤조산은 대다수 과일에 자연적으로 조금씩 들어 있지만 식품 보존제로 사용되는 벤조산나트륨은 벤조산과 수산화나트륨의 반응으로 합성된 것이다. 불행하게도 이 물질은 시판되는 방부제 중 가장 저렴하고 가장 효과적이다. 그래서인지 미국 식품의약국(FDA)은 식품 보존제로 사용되는 수준의 벤조산나트륨은 '안전하다'는 입장이다. 충격적인 것은 이 물질이 자연식품이라는 상표가 붙은 식품에서도 발견된다는 사실이다. 벤조산나트륨은 비타민 C나 비타민 E와 결합할 때 특히 위험하다. 벤젠이 생성되어 영양소의 흡수를 막고, 세포의 미토콘드리아에서 산소를 빼앗아가기 때문이다. 이 물질이 조직

내부의 순환을 가로막으면 파킨슨병, 신경 변성, 조로증을 일으킬 수 있다. 벤조산나트륨은 적은 양이라도 안전하지 않고, 우리 몸에 지속적으로 축적되면 알츠하이머병의 발병 위험도가 크게 높아질 수 있다.

이런 화학 물질들이 우리 환경에 널리, 그리고 깊이 스며들어 있다는 사실은 심각한 우려를 불러일으킨다. 미국의 비영리 환경 단체인 환경위킹그룹(EWG)이 실시한 조사에 따르면, 신생아의 혈액에서 수은, 살충제, 과불화 화합물 등 평균 287가지 독성 물질이 발견되었다. 특히 태아와 신생아, 유아가 취약해서 선천성 결손증과 천식, 알레르기, 신경 발달 장애가 늘어나는 추세다.

전자레인지가 편리하다고?

전자레인지가 물과 음식, 우리 몸에 어떤 작용을 하는지 생각해본 적이 있는가? 러시아의 과학자들은 전자레인지로 데우거나 조리한 음식에서 영양소가 줄어들고, 발암 물질과 방사선 분해 물질이 발견된다는 연구 결과를 발표했다. 또 같은 연구에서 그런 음식은 기억과 집중력 감퇴, 정서 불안, 지능 저하를 일으킬 수도 있는 것으로 나타났다.

연구자들은 또한 전자레인지로 조리한 음식에서 영양 가치가 크게 감소되는 것을 확인했다. 전자레인지로 조리한 음식의 약 90%에서 그와 같은 현상이 나타났다.

더구나 스트레스 완화와 암·심장 질환 예방에 도움을 주는 복합 비타민 B, 비타민 C, 비타민 E, 그리고 뇌와 몸의 기능 최적화에 필수적인 미량 원소가 마이크로파로 인해 파괴되었다. 조리 시간이 짧아도 결과는 다르지 않았다.

음식을 전자레인지로 조리하면 영양 가치가 빈 껍데기 수준으로 줄어든다. 전자레인지로 데운 물을 식힌 뒤 화분에 준 것과 일반 물을 화분에 준 것을 비교한 연구에서 그런 사실이 입증되었다. 전자레인지를 거친 물을 준 식물은 7일 만에 죽었다.

전자레인지에서 나오는 마이크로파는 음식의 영양소를 보호하는 분자 결합을 해체한다. 고주파 마이크로파는 음식과 포장 안에 들어 있는 수분의 물 분자를 초당 10억 회 이상 휘저어 끓어오르게 만든다. 그 과정에서 음식의 분자들이 파손되면서 화학적 구성이 바뀌어 우리 몸은 그것을 영양원으로 인식하지 못하게 된다. 음식의 분자 구조가 파괴되면 우리 몸은 음식물을 폐기물로 처리할 수밖에 없다. 그것도 그냥 무해한 폐기물이 아니라 '핵폐기물'이다.

영양 결핍을 원치 않는다면 지금 당장 전자레인지를 주방에서 치워야 한다. 게다가 전자레인지는 아무리 잘 만들어도 방사선이 유출될 수밖에 없다. 방사선이 주방 가구에 축적되면 그 자체가 방사선의 출처가 된다.

전자레인지를 사용하면 림프계가 장애를 일으켜 특정 암에 대한 방어 능력을 잃을 수도 있다. 러시아 연구에 따르면, 전자레인지로 조리한 음식을 섭취하는 사람의 혈액에서 암세포 형성률이 높아졌다. 위를 비롯한 소화 기관의 암, 소화 및 배변 장애, 육종을 포함한 세포 종양의 증가도 나타났다.

마이크로파 노출의 다른 부작용은 다음과 같다.

- 고혈압
- 심장 질환
- 어지럼증
- 일관성 없는 사고
- 뇌 손상
- 짜증 증가
- 수면 장애
- 충수염
- 탈모증

- 부신 탈진
- 편두통
- 기억력 감퇴
- 주의 집중 장애
- 불안증
- 우울증
- 복통
- 백내장
- 생식 장애

고급 조리 기구를 피하라

뜻밖이라고 생각할지 모르지만 일상적인 화학 물질 노출의 주요 출처 중 하나가 주방 기구다. 시판되는 최고 인기 조리 기구는 알루미늄 제품과 식재료가 들러붙지 않는 냄비다. 그러나 둘 다 음식에 중금속과 독소가 스며들게 하는 주범이다.

특히 테플론 같은 들러붙지 않는 냄비가 주부들에게 큰 인기다. 가볍고 사용하기 편한 데다 세척도 쉽기 때문이다.

하지만 이 냄비에는 과불화 옥탄산(PFOA)으로 알려진 합성 화학 물질이 들어 있다. 이 물질은 음식이 들러붙지 않도록 하는 코팅제로 사용된다. 이런 냄비는 가열되는 즉시 독성 물질을 방출한다. 비교적 낮은 온도에서도 방출이 시작된다.

여러 건의 동물 연구에서 PFOA는 뇌와 간, 신장 같은 주요 장기에 변화를 일으키는 것으로 확인되었다. 암컷 실험 쥐의 경우 생식과 성장, 대사 같은 여러 중요한 기능에 관여하는 뇌하수체에 부정적인 영향을 주는 것으로 나타났다. 독성 물질이 뇌하수체의 기능을 방해하면 다른 기관에서도 문제가 생길 수 있다. PFOA는 최소한 네 개의 장기에서 발생하는 종양과 관련이 있다.

알루미늄 조리 기구나 알루미늄 포일도 조리 과정에서 음식에 유해한 금속이 스며들게 할 수 있다. 알루미늄은 반응성이 높은 금속으로 시거나 짠 음식에 민감하게 반응한다. 조리할 때 온도가 높을수록, 또 음식이 알루미늄에 노출되는 시간이 길수록 독성은 더 강해진다. 앞 장에서 지적했듯이 체내에 알루미늄이 쌓이는 것이 알츠하이머병의 주된 원인 중 하나다.

스테인리스강 조리 기구에도 납, 카드뮴, 알루미늄, 구리, 니켈, 크로뮴, 철 같은 해로운 금속들이 섞여 있다. 조리 과정에서 이런 금속이 음식에 스며들면 음식 맛이 없어질 뿐 아니라 우리 몸이 위험한 독소에 노출될 수 있다.

음식이 들러붙지 않도록 코팅되었거나 알루미늄 또는 스테인리스강으로 만들어진 조리 기구는 모두 가열되면 독성 물질을 방출해 음식만 아니라 공기도 오염시킨다. 이 문제를 해결하는 최선의 방법은 그런 냄비 대신 도자기류나 돌로 만든 조리 기구를 사용하는 것이다. 도자기나 돌은 조리 과정에서 화학 물질이나 가스를 방출하지 않는다.

나는 1985년부터 음식 조리에 서지컬 스테인리스강 워터리스 쿡웨어를 사용하고 있다. 개인적인 견해와 경험으로 볼 때 워터리스 쿡웨어는 소중한 비타민과 효소, 맛을 잃지 않고 편리하고 신속하게 음식을 만들 수 있는 가장 바람직한 조리 기구다.

다른 기구보다 조리 시간이 절반 정도로 짧고, 온도도 4분의 1이면 충분하다.

또 물을 사용하지 않아 채소를 데치거나 삶을 때 영양소가 파괴되지 않는다. 뜨거운 오일에서 조리할 필요가 없어 필수 영양소와 섬유질이 소실되지도 않는다. 아울러 증기 밀봉 기능이 있어 맛과 영양소가 그대로 유지된다. 워터리스 쿡웨어는 압력 조리 기구와 달리 기구 내부에 증기 압력이 쌓이지 않는다. 기구 내부에서 생성되는 온도는 물을 끓일 때 필요한 온도보다 훨씬 낮지만 조리 시간은 훨씬 짧다.

디지털 기기를 현명하게 사용하라

많은 사람이 오랫동안 의심해오던 사실이 연구를 통해 확인되었다. 우리가 항상 가지고 다니는 휴대전화가 우리의 뇌를 망가뜨릴 수 있다는 사실 말이다.

미국 정부가 지원한 연구에 따르면, 휴대전화를 50분만 사용해도 거기서 방사되는 전자파가 뇌세포의 활동을 과도하게 늘림으로써 뇌에 피해를 준다. 학술지 《미국의학협회 저널(JAMA)》에 발표된 이 연구는 전자파가 뇌의 포도당 대사를 증가시킨다는 사실을 확인했다. 이 논문의 주 저자인 미국 국립보건원(NIH) 소속 신경과학자 노라 볼코 박사는 "우리가 얻은 연구 결과는 휴대전화 사용이 이전에 생각했던 것보다 훨씬 더 쉽게 뇌 활동을 늘린다는 점을 시사한다"라고 말했다.

이 연구는 어린이의 휴대전화 사용에 관한 우려도 함께 제기했다. LA 소재 시더스시나이 병원의 신경외과 과장인 키스 블랙 박사에 따르면, 어린이의 두개골은 어른보다 얇아서 전자파가 뇌에 더 깊이 침투할 수 있다며 이렇게 경고했다.

"어린이의 세포는 더 빨리 분화하기 때문에 전자파 노출의 영향이 훨씬 클 수 있다. 그래서 우리는 어린이들이 더 큰 위험에 놓였다고 생각한다."

휴대전화 사용이 우리 몸에 미치는 영향은 뇌의 포도당 대사 증가에만 그치지 않는다. 전자 기기에서 방사되는 전자파는 뇌 조직까지 손상시킬 수 있다. 핀란드의 방사선-핵안전청이 2년에 걸쳐 실시한 연구에 따르면, 60분 동안만 휴대전화 전자파에 노출되어도 뇌혈관 벽에 있는 세포를 위축시켜 혈액 속의 해로운 물질이 뇌에 유입되는 것을 막아주는 혈액-뇌 장벽에 장애를 일으키기 쉽다. 전자파 노출이 장기간 반복되면 혈액-뇌 장벽이 취약해져 뇌 조직이 손상될 수 있다.

또 학술지 《국제 암 저널》에 실린 핀란드 과학자들의 연구에 따르면, 휴대전화를 자주 사용할 경우 뇌종양이 생길 위험도 높아질 수 있다. 여러 대학의 과학자들로 구성된 팀이 실시한 이 연구에서 휴대전화 사용은 기기를 대는 머리 쪽에서 신경 아교종이라고 불리는 뇌종양의 발현 위험을 40~270% 높이는 것으로 나타났다.

암이 처음 시작되는 원발 뇌종양 중 가장 흔한 것이 악성 신경 아교종이다. 미국 국립암센터에 따르면, 신경 아교종은 매년 미국에서 진단되는 원발 악성 뇌종양 1만 8,000건 가운데 절반 이상을 차지한다.

다행히 각국 정부도 문제의 심각성을 인식하고 다음과 같은 조치를 취했다.

• 2007년 독일 정부는 무선 기기의 지나친 사용이 위험할 수 있다고 경고했다. 또 이스라엘 정부는 주거용 건물에 휴대전화 수신용 안테나 설치를 금지했다.

- 2007년 9월 유럽환경청은 15개 실험실에서 실시된 연구 결과를 근거로 유럽연합(EU) 시민들에게 와이파이와 휴대전화 사용의 중단을 권고했다. 흡연, 석면과 납 중독에 맞먹는 차기 공중 보건 재난이 될 수 있다는 우려 때문이었다.
- 캐나다 토론토 시 정부의 공중보건부는 잠재적인 건강 위험을 피하기 위해 10대와 어린이의 휴대전화 사용을 제한하도록 권고했다. 권고안은 구체적으로 8세 미만 어린이의 경우 비상시에만, 10대의 경우 하루 10분 이내로만 휴대전화를 사용해야 한다고 밝혔다.
- 2011년 세계보건기구(WHO)는 휴대전화를 '발암 물질 B등급'으로 규정하며 사용 제한을 촉구했다.

모바일 기기가 대세인 오늘날의 상황에서는 휴대전화를 사용하지 않는 일이 거의 불가능하지만 예방 조치를 취할 수는 있다. 예를 들어 수신 감도가 좋을 때만 휴대전화를 사용하면 전화기에 드는 전력량이 최소화된다. 또 호주머니 등 신체 가까이에 기기를 두지 않고 가방에 넣어 다니면 전자파 노출 예방에 큰 도움이 된다. 가능하면 통화를 짧게 하고, 머리에서 최대한 멀리 보관하며, 사용하지 않을 때는 꺼두는 것이 좋다.

휴대전화나 무선 기기 사용자 대부분은 적은 양의 전자파 노출이 어떤 피해를 줄지 잘 모른다. 확실히 드러나지 않고 소수의 예민한 사람들만 부작용을 경험하기 때문이다. 다량의 전자파가 방출되는 레이더 장비 앞에 있을 때만 거의 모든 사람이 체내에서 열이 오르고 땀을 흘리기 시작한다. 전자레인지에서 음식이 조리되는 것과 같은 이치다. 분자들의 급속한 움직임으로 마찰이 생기면서 열이 발생하고 그에 따라 분자 결합이 훼손된다.

매년 수백만 마리의 새가 휴대전화 중계탑에 가까이 다가가거나 그 위에 앉다가 죽는다. 사람도 그 정도 수준의 전자파에 장기간 노출되면 똑같은 일이 벌어질 수 있다. 인체 세포는 분자로 구성되어 있고, 전자파에 노출되었을 때 분자 결합이 훼손되어 세포가 파괴되기 때문이다.

강력한 전자파 복사에 노출되면 피부 전체가 안에서부터 탈 수 있다. 약한 전자파 복사는 그 과정이 좀 더 느리고 결과도 그처럼 극적이지 않다. 그러나 잘 알다시피 엑스선, CT 스캔, 무선 기기의 전자파, 전자레인지의 마이크로파가 쌓이면 우리 몸은 언제든 알츠하이머병 같은 질병으로 그에 반응할 수 있다.

반려동물과 함께

반려동물은 그저 귀엽기만 한 게 아니다. 동물 매개 치료(AAT, Animal-Assisted Therapy)는 1950년대에 처음 도입된 이래 많은 환자들에게 도움이 되고 있다. 당시 심리학자 보리스 레빈슨은 자신이 기르는 개가 자폐아와 잘 소통한다는 사실을 우연히 알게 되었다. 개는 사람들이 할 수 없는 방식으로 그 아이에게 도움을 주었다. 이후 고양이, 새, 토끼, 말, 당나귀, 심지어 라마나 돼지, 뱀도 AAT에 활용되고 있다.

AAT 분야에서 가장 잘 알려진 단체인 델타 소사이어티의 연구에 따르면, 동물을 안고 쓰다듬거나 심지어 단지 쳐다보기만 해도 환자에게 여러 가지 이로운 변화가 일어날 수 있다. 예를 들면 혈압이 낮아지고, 스트레스와 외로움, 수줍음 또는 적대감이 줄어든다. 또 차분한 기분이 들고, 자긍심이 높아지며, 인생의 변화에 대해 좀 더 유연한 태도를 갖게 된다. 동물로부터 얻는 진정 효과는 전달이 잘되기 때문에 불안하고 초조해하는 사람들의 마음을 가라앉히는 데 유용하다.

동물이 성인의 정신 질환과 불안증 완화에 다양한 방식으로 기여할 수 있다는 사실을 뒷받침하는 연구는 꽤 많다.

학술지 《노년학 저널》에 발표된 한 연구는 장기 요양 시설 환자들에게서 AAT가 외로움을 덜어줄 수 있다는 것을 보여주었다. 그다음 실시한 정신 질환이나 기분 장애 환자를 대상으로 한 연구는 AAT가 불안증과 동요를 크게 완화해준다는 결론을 얻었다. 고령의 조현병 환자를 대상으로 한 다른 연구에서는 AAT가 사회성과 일상생활 기능을 개선하며, 전반적으로 차분하고 안락한 기분을 갖게 하는 것으로 나타났다.

AAT의 효과로 알츠하이머병 환자의 주의 집중력이 개선되고 식욕이 증진되는 한편 공격성과 분노 수준은 줄어드는 것을 보여준 연구도 있다. 요양원 환자들을 대상으로 한 또 다른 연구들에 따르면, 반려동물이 곁에 있을 때는 일부 환자의 경우 약 복용의 필요성도 줄어들었다. 아울러 반려동물은 요양원 환자들의 정신을 자극하고 긍정적인 기억과 연상을 이끌어내는 데 도움을 주어 그들 사이의 사회적인 상호 작용을 늘릴 수도 있다.

반려동물은 환자 자신의 외부에서 관심을 가질 만한 대상을 제공함으로써 자신의 개인적 어려움과 스트레스에서 더 큰 그림으로 관점을 이동시키게 해준다. 환자의 자기 몰두는 건강에 매우 해롭다.

또한 반려동물로부터 받는 무조건적인 사랑은 삶의 여러 측면에서 겪는 두려움과 좌절감, 불안도 크게 줄여준다. 거듭 강조했듯이 장기적인 건강과 웰빙에는 스트레스 완화가 절대적으로 필요하다.

반려동물이 있으면 밖에 나가 운동할 기회도 많아진다. 또 외로움과 우울함에 시달릴 때 위로받을 수 있다. 반려동물이 있으면 심지어 콜레스테롤 수치가 낮아지고 심혈관계 건강이 좋아질 수 있다는 증거도 나왔다. 펜실베이니아 대학 정신의학 명예 교수인 에런 캐처 박사는 이렇게 말했다.

"인간은 주로 동물에 관한 문제를 해결하면서 진화했기 때문에 동물은 우리의 주의를 집중시키는 능력을 갖고 있다. 동물이 우리 곁에 있으면 더 즐겁고 소통을 잘하며 차분해진다."

이처럼 반려동물은 우리의 건강과 스트레스 수준, 전반적인 목적의식과 만족도에 긍정적인 영향을 미친다. 반려동물을 아직 기르지 않는다면 삶을 풍요롭게 만들 방편으로 입양을 고려해보기를 권한다. 그러면 보너스로 만성 질환 예방에도 도움을 얻을 수 있다.

제4장

식생활을 통한 알츠하이머병의 예방

"쓰레기를 넣으면 쓰레기가 나온다."

컴퓨터에 입력하는 데이터를 두고 하는 말이다. 출력 결과는 입력하는 데이터의 질에 따라 좌우된다. 다시 말해 나쁜 데이터, 무가치한 데이터를 입력하면 나쁜 결과물, 무가치한 결과물이 출력된다는 뜻이다.

이 표현은 컴퓨터 프로그래밍 업계에서 처음 등장했다. 프로그래밍 교사가 학생들에게 결과물이 유효하려면 입력하는 데이터와 코딩을 점검하고 또 점검하라고 강조할 때 흔히 하는 말이다.

이 원칙은 우리 몸에도 똑같이 적용된다. 아니, 더 엄격하게 적용된다. 적어도 프로그래밍 세계에서는 오류를 수정할 수 있지만 우리 몸은 음식을 잘못 먹으면 고치기 어렵거나 치명적인 문제가 발생하기 때문이다. 그 결과는 질병과 삶의 질 저하, 심지어 건전하지 못한 성향으로까지 나타난다.

그럼에도 우리는 나쁜 식습관을 이어간다. 어떤 사람은 몸과 뇌가 필요로 하는 것을 공급하지 않고, 또 어떤 사람은 영양가 없는 음식과 화학 물질로 몸과 뇌를 채운다. 건강에 해로운 음식을 계속 섭취하면 몸의 곳곳에서 순환 장애가 일어나고, 조직과 기관에 염증이 생기며, 주요 장기와 뇌가 손상을 입는다.

이 장에서는 알츠하이머병에 초점을 맞추면서 우리에게 기본적인 두 가지 섭취물인 음식과 물에 대해 자세히 살펴보겠다. 아울러 우리 몸에 오랫동안 축적된 쓰레기를 청소하는 방법도 알아보기로 한다. 새로운 출발은 언제 해도 늦지 않다. 처음부터 다시 시작하기로 마음먹은 사람들에게는 몸 내부에 쌓인 쓰레기의 철저한 청소가 최우선이다. 청소를 잘하면 내가 권장하는 여러 가지 조치들의 효과를 극대화할 수 있다.

계속 읽어보면 알겠지만 알츠하이머병의 예방을 위해 우리 몸의 확고한 기초를 다지는 것은 결코 어려운 일이 아니다.

나는 물을 충분히 마시고 있을까?

인체의 75%가 물이다. 물이 왜 그렇게 많을까? 영양분을 공급하고, 노폐물을 제거하고, 몸의 모든 기능을 조절하는 데 물이 반드시 필요하기 때문이다. 하지만 현대 사회는 가장 중요한 영양분으로서 물을 마시는 것이 중요하다는 사실을 강조하지 않는다. 지금은 우리 모두 물 대신 차나 커피, 탄산음료, 술 등 가공되고 제조된 음료를 마신다. 우리 몸이 자연적으로 갈증을 느낄 때는 다른 음료가 아니라 순수한 물이 필요하다는 표시라는 사실을 깨닫는 사람은 별로 없다.

흔히 우리는 목이 마르면 물 대신 다른 음료를 마신다. 그렇게 해도 우리 몸에 필요한 수분이 채워지는 것으로 믿고 있다. 그러나 옳지 않은 믿음이다.

차나 커피, 와인, 맥주, 탄산수, 주스 같은 음료 대부분이 물인 것은 맞다. 하지만 물 외에 카페인, 알코올, 설탕, 인공 감미료 같은 화학 물질도 들어 있다. 그런 물질은 강력한 탈수제로 작용한다. 그 때문에 이런 음료를 많이 마실수록 체내의 수분이 더 많이 빠져나간다. 그 물질이 우리 몸에 주는 효과는 물의 작용과 정반대이기 때문이다. 예를 들어 카페인이 함유된 음료는 이뇨 작용이 아주 강하다.

설탕이 첨가된 음료는 혈당 수치를 크게 올려 세포질의 수분을 다량 소모한다. 그런 음료를 자주 마시면 자기도 모르는 사이에 만성 탈수 상태가 된다. 만성적인 탈수는 모든 중독이나 질병의 공통 인자다.

질병 치료에서 가장 먼저 몸이 필요로 하는 수분을 충분히 공급하지 않고 의약품을 사용하는 것은 합리적이지 않다. 자연치료제를 사용할 때도 마찬가지다. 투약 등의 의학적인 개입은 대부분 탈수 작용으로 인해 인체의 생리에 위험을 초래할 수 있기 때문이다. 그러므로 충분한 수분을 공급하는 것이 가장 먼저 해야 할 일이다.

오늘날 많은 환자가 '만성 수분 부족'이라는 질병을 앓고 있다. 신체의 특정 부위에서 탈수 현상이 갈수록 심해지는 증상이다.

그 부위에서 수분 부족으로 독소를 제거할 수 없게 되면 심각한 피해가 발생한다. 이런 형태의 탈수는 겉으로 잘 드러나지 않아 대다수는 피해가 커질 때까지 그 심각성을 깨닫지 못한다.

수년 동안 물을 충분히 마시지 않은 사람들은 체내의 독소 축적으로 건강의 위기를 맞을 가능성이 크다. 만성 질환은 언제나 탈수증을 수반하는데, 많은 경우 탈수가 그 원인이다. 물을 적게 마시면서 그 대신 자극적인 음료나 음식을 많이 섭취하는 기간이 길수록 독소로 인한 건강 위기가 더 심각해지고 더 오래간다.

심장병, 비만, 당뇨, 류머티즘성 관절염, 위궤양, 고혈압, 암, 다발성 경화증, 알츠하이머병 등의 만성 질환은 오랜 기간 지속된 몸의 수분 부족으로 일어나는 경우가 많다. 박테리아와 바이러스 같은 감염원은 수분이 잘 공급되는 곳에서는 번성할 수 없다. 따라서 물을 충분히 마시는 것이 모든 질병의 가장 중요한 예방책 중 하나다.

물을 충분히 마시지 않거나 과도한 자극으로 체내 수분을 고갈시키면 세포 내부의 수분량이 세포 외부의 수분량에 비해 서서히 줄어든다. 탈수 상태에서 세포는 수분을 28% 이상 잃는다. 그로 인해 모든 세포의 기능이 저하된다. 그런 일이 피부 세포에서 일어나든, 위 세포나 간 세포나 신장 세포나 뇌세포에서 일어나든 전부 마찬가지다.

세포에 수분이 부족하면 대사 노폐물이 쌓여 질병과 비슷한 증상이 나타난다. 그러나 사실은 질병이 아니라 수분 대사가 교란되었다는 신호다.

세포 내부에는 수분이 부족하지만 세포 외부에 수분이 더 많아지기 때문에 탈수 현상은 겉으로 잘 드러나지 않는다. 오히려 손발과 팔다리가 붓는 부종 증상이 나타나면서 몸에 수분이 더 많아진 것처럼 느껴진다. 신장도 물을 잘 내보내지 않아 배뇨량이 줄어들어 해로운 노폐물이 쌓인다. 탈수된 세포 안에 있는 효소와 단백질도 기능이 크게 떨어져 탈수 상태를 인식하지 못하므로 물이 시급히 필요하다는 경보를 울릴 수도 없다.

탈수증에 시달리는 사람은 무기력해지고 쉽게 지친다. 세포 내부에 물이 부족하여 세포막을 통한 물의 삼투 흐름이 교란되기 때문이다. 일반적으로 시내나 강에서처럼 세포 안으로 들어가는 물의 이동이 수력 발전 에너지를 생성한다. 그 에너지는 세포의 주 에너지원인 ATP 분자의 형태로 저장된다. 정상적인 경우에는 우리가 마시는 물이 세포 용적의 균형을 맞추고, 우리가 섭취하는 소금이 세포 외부와 혈류에서 수분량의 균형을 맞춘다. 그럼으로써 세포의 영양 공급과 에너지 생산에 필요한 적절한 삼투압이 형성된다. 그러나 탈수 현상이 생기면 이 기본적인 과정이 제대로 이루어지지 않는다.

탈수증의 또 다른 주요 지표는 통증이다. 수분 부족이 심해지면 뇌는 주요 신경 전달 물질인 히스타민을 활성화시킨다. 히스타민은 이미 순환 중인 수분을 재분배하기 위해 하부 수분 조절체를 지휘한다. 그렇게 함으로써 기본적인 대사 활동과 생존(극심한 고갈인 경우)을 위해 필요한 곳으로 물을 이동시킬 수 있다.

수분 섭취와 분배를 관장하는 히스타민이 그 하부의 조절체가 통증을 인식하는 신경과 만나면 강하고 지속적인 통증을 일으킨다. 이런 통증은 전반적이거나 국소적인 탈수 문제를 빨리 해결하라고 알려주는 신호다. 류머티즘성 관절염, 협심증, 소화 불량, 요통, 신경통, 편두통, 숙취로 인한 두통 등에서 나타나는 통증이 그런 예다.

이때 진통제나 항히스타민제 또는 제산제 같은 통증 완화 약을 쓰면 몸에 돌이킬 수 없는 피해를 일으킬 수 있다. 그런 약은 진짜 문제(탈수증일 가능성이 크다)를 해결하지 못할 뿐 아니라 신경 전달 물질인 히스타민과 그 하부의 조절체(바소프레신, 레닌-안지오텐신, 프로스타글란딘, 키닌 등) 사이의 연결을 차단한다. 진통제는 국소적인 통증을 일시적으로 완화할 수는 있지만 몸이 수분의 수요를 정확히 인식할 수 없게 함으로써 결국에는 몸의 모든 기능에 혼란을 야기한다. 알레르기 증상 완화를 위해 사용되는 항히스타민제는 우리 몸의 히스타민 작용을 막아 수분을 균형 맞게 적절히 배분할 수 없도록 한다.

진통제는 수분 조절 시스템을 교란할 뿐 아니라 일정한 통증 한계치에 도달한 뒤에는 더 이상 진통 효과를 낼 수 없게 된다. 뇌가 지속적인 통증을 인지하는 직접적인 중추 역할을 떠맡기 때문이다(물론 몸에 다시 수분이 충분히 공급되지 않는 경우에 그렇다는 말이다).

만약 부상으로 인해서가 아니라 몸이 자체적으로 통증을 만들어낸다면 가장 먼저 몸에 수분 공급이 이루어져야 한다는 긴급 신호로 해석해야 한다. 진통제는 우리 몸에서 발생하는 만성적이고 국소적인 탈수 상태를 알리는 경보를 울리지 못하게 함으로써 긴급 수분 공급 경로를 차단한다. 그로써 결과적으로 우리 몸의 노폐물이 제대로 제거되지 않고 만성 질환의 씨가 뿌려지는 것이다.

진통제는 치명적인 부작용을 일으킬 수도 있다. 예를 들어 진통제로 인한 위장 출혈로 해마다 많은 사람이 목숨을 잃는다. 반면 우리 몸의 자연적인 통증 신호는 비정상적인 상황에 대한 지극히 정상적인 반응이다. 여기서 말하는 비정상적인 상황이란 단순한 탈수증일 가능성이 크다. 물론 견딜 수 없을 정도로 통증이 심할 때는 어쩔 수 없이 진통제를 사용해야 한다. 하지만 그와 동시에 통증에 시달리는 사람은 신선하고 순수한 물을 충분히 마시고 에너지를 고갈시키는 요인들을 차단해야 한다. 그런 요인들은 탈수 효과가 강하기 때문이다.

탈수가 뇌에 미치는 영향

뇌는 쉬지 않고 활동하기 때문에 우리 몸의 어떤 기관보다 물을 많이 사용한다. 정상적인 상태에서 뇌에 들어 있는 혈액은 몸 전체 혈액의 약 20%를 차지한다. 또 뇌세포는 85%가 물로 이루어진 것으로 추정된다. 뇌세포의 에너지 수요는 포도당 대사만이 아니라 삼투압으로 세포막을 통과하는 물의 작용에서 발생하는 에너지로도 충당된다.

뇌는 복잡한 기능과 효율성을 유지하기 위해 이 같은 자가생성 에너지원에 크게 의존한다. 뇌 조직에 수분이 부족하면 에너지 공급이 줄어든다. 뇌의 에너지 수준이 낮아지면 개인적이거나 사회적인 도전에 적절히 대응할 수 없어 두려움과 불안, 분노 같은 정서적인 문제가 생길 수 있다. 그럴 경우 탈진한 듯 무기력함을 느끼고 스트레스와 우울증에 시달리게 된다. 만성 피로 증후군(CFS)은 대부분 지속적인 뇌 탈수로 인해 대사 과정에서 생성된 노폐물(독소)이 제거되지 않아 나타나는 증상이다. 카페인이나 니코틴, 약물 등으로 뇌를 자극하는 일을 삼가고 물을 충분히 마시면 CFS는 저절로 사라진다.

탈수 상태가 되면 우리 몸은 생존을 위한 투쟁에 들어간다. 투쟁-도피 상황에서 경험하는 것과 비슷하다.

우선 우리 몸은 아드레날린, 엔도르핀, 코르티손, 프로락틴, 바소프레신, 레닌-안지오텐신 같은 여러 가지 강력한 호르몬을 사용하여 위기에 대응한다.

예를 들어 엔도르핀은 우리 몸이 통증과 스트레스에 견딜 수 있게 해줌으로써 몸의 기능 대부분을 지속시킨다.

코르티손은 몸에 저장된 에너지와 필수 에너지원을 동원해 위기 상황이 진행되는 동안 에너지와 기본적인 영양분을 공급한다. 다시 말해 이 호르몬은 몸의 에너지원을 고갈시킨다. 그 같은 상태는 우리 몸에 엄청난 스트레스와 손상을 초래하며 '더는 견디지 못하겠어'라는 자포자기의 감정을 일으킨다. 류머티즘성 관절염이나 다발성 경화증 같은 퇴행성 질환을 앓는 환자들은 대개 코르티손 약을 복용한다. 환자의 기력과 기분을 비교적 빠르게 올려주는 약이다. 그러나 이 약은 우리 몸에 동원할 수 있는 에너지와 영양분이 있을 때까지만 유효하다. 이런 비상 보유고가 바닥나면 증상은 더 악화될 수 있다.

우리 몸의 세포에 수분이 부족하면 뇌하수체가 신경 전달 물질인 바소프레신을 분비한다. 세포 탈수가 있는 부위의 혈관을 수축시키는 호르몬이다. 탈수 상태가 되면 혈류의 수분량이 줄어든다. 이때 바소프레신은 혈류량을 줄이기 위해 모세혈관과 동맥을 수축시킨다. 세포에 수분이 계속 유입되도록 삼투압을 유지하기 위해 반드시 필요한 조치다. 따라서 바소프레신은 결과적으로 혈압을 올리게 된다.

고혈압은 탈수증 환자들이 흔히 겪는 증상이다. 담관에서도 비슷한 상황이 발생한다. 수분이 부족하면 그에 대한 반응으로 담관이 수축되기 시작한다. 따라서 탈수의 직접적인 결과로 담석이 형성된다.

탈수와 독소 그리고 신장

알츠하이머병은 만성적인 독소가 뇌에 스트레스를 가함으로써 정상적인 노화보다 빠른 속도로 뇌를 변성(퇴행)시키는 질병이다. 나쁜 생활 습관이 울혈과 염증을 일으키고, 그것이 뇌를 질식시켜 생기는 결과다. 특히 신장과 소화 기관의 기능 저하를 일으키는 탈수증이 이런 퇴행 과정의 핵심을 차지한다. 탈수증은 유해한 독소를 제거하는 몸의 자연적인 능력을 저하시킬 뿐 아니라 음식에서 필수 영양소를 적절히 흡수하는 능력도 떨어뜨린다. 그로 인해 우리 몸에서 지속적인 영양 결핍의 악순환이 이어져 만성 질병이 나타난다.

레닌-안지오텐신(RA) 시스템은 우리 몸에 수분이 부족할 때 활성화된다. 이 시스템이 가동되면 우리 몸의 수분 배출이 최대한 억제된다. 신장에 배뇨를 억제하도록 지시하고, 생존에 필수적인 뇌와 심장 근육을 제외한 모든 나머지 부위에서 모세혈관을 포함한 혈관계를 수축시킨다. 동시에 몸의 수분 보유에 도움이 되는 나트륨(소금)의 흡수를 촉진한다.

RA 시스템은 몸의 수분이 정상 수준을 회복할 때까지 계속 가동된다. 하지만 그에 따라 혈압이 비정상적으로 높은 상태를 유지하기 때문에 혈관 벽에 손상을 일으켜 심혈관계 질환이 생길 수 있다.

고혈압과 신장의 배뇨 억제는 신장 손상으로 이어진다. 주류 의학에서 이런 증상의 치료는 주로 이뇨제를 사용하고 소금 섭취를 제한하는 것이다. 그러나 둘 다 심각한 문제를 일으킬 수 있다. 혈압을 정상화시키려고 이뇨제를 사용하는 동시에 소금 섭취를 제한하면 세포의 기능 유지를 위해 남겨진 소량의 수분을 최대한 지키려는 몸의 필사적인 노력을 저해한다. 그에 따른 스트레스 반응은 탈수증을 더욱더 악화시킨다. 이로써 악순환의 고리가 완성되는 셈이다. 안타깝게도 물을 충분히 마시지 않거나 신경계를 과도하게 자극하는 단순한 행동에 따른 만성적인 탈수증으로 결국에는 신장을 이식받아야 할 상황까지 이르는 사람이 적지 않다.

차나 커피, 탄산음료에 들어 있는 카페인은 중추신경계와 면역체계를 자극하고, 강력한 이뇨제 역할도 한다. 커피나 차를 한 잔 마실 때마다 우리 몸에서 물 세 잔 정도가 빠져나간다. 몸이 그 정도의 수분을 잃으면 조직이 손상되지 않을 수 없다.

카페인이 들어 있는 탄산음료도 그와 비슷하게 작용한다. 탄산음료를 자주 마신다고 해서 실질적으로 갈증이 해소되는 것은 아니다. 세포 내부의 수분이 계속 줄어들기 때문이다. 미국에는 하루에 콜라를 10~14캔이나 마시는 청소년들이 있다. 그들은 끊임없이 보내는 몸의 갈증 신호를 허기와 혼동하여 과식하게 된다. 과체중과 비만에 이르는 지름길이다.

카페인을 자주, 또 많이 섭취하면 이뇨 작용과 뇌의 중독 이외에도 심장 근육을 과도하게 자극함으로써 탈진과 심장 질환을 부르게 된다.

술도 카페인 음료와 비슷한 이뇨 작용을 한다. 예를 들어 우리 몸이 맥주 한 잔을 처리하기 위해서는 물 세 잔 정도가 필요하다. 그런 식으로 물이 빠져나가기 때문에 과음하면 뇌가 심한 탈수에 시달린다. 그 결과가 숙취 현상으로 나타난다. 이런 일이 반복되면 많은 뇌세포가 손상되고 괴사하면서 여러 가지 중요한 뇌 기능이 장애를 겪는다. 알코올 섭취가 중단되면 어느 정도는 회복할 수 있다.

신장의 주된 기능은 혈액을 깨끗하고 건강하게 유지하면서 몸 안의 체액 균형을 맞추는 것이다. 이처럼 어려운 과제를 해내기 위해 신장은 쉬지 않고 혈액의 양과 질을 관찰하고 혈액에서 적정량의 소변을 걸러내어 균형을 맞춘다. 이 과정에서 장애를 초래하고 신장의 울혈을 일으킬 수 있는 요인은 지나친 자극, 탈수, 피로, 과식, 담석, 혈압 이상, 약물, 비타민 결핍, 소화 장애 등 셀 수 없을 정도로 많다.

신장이 혈액에서 소변을 충분히 걸러내지 못하고 그 일부가 몸 전체를 계속 돌아다니면 혈관이나 관절, 조직과 기관에 소변 노폐물이 쌓인다. 피부 질환, 심한 체취, 손발의 지나친 발한, 수분 저류(貯留), 장 팽창, 고혈압 등은 전부 신장 내부의 결석이 일으키는 혈액 독성화의 증상이다.

신장 결석은 아주 작은 결정체에서 시작되어 계속 자라면 달걀만큼 커질 수 있다. 미세 결정체일 때는 너무 작아 엑스선 촬영으로 발견하는 것이 불가능하다. 또 통증을 일으키지도 않기 때문에 인식할 수도 없다. 하지만 가느다란 신장관을 통과하는 액체의 흐름을 막기엔 충분하다.

이 같은 결석은 소변을 구성하는 입자의 침전으로 생긴다. 소변의 농도가 과도하게 높거나 그 입자들이 지나치게 많을 때 침전이 발생한다. 입자의 침전으로 생긴 결정체(결석)는 모서리가 날카로운 경우가 많아 신장에서 방광으로 이동하는 동안 요관의 내벽을 손상할 수 있다. 그럴 경우 허리 쪽에서 극심한 통증을 일으킨다. 그때는 소변에 피가 섞여 나오기도 하고, 통증이 다리 쪽으로 내려가 넓적다리가 무감각해지면서 배뇨가 힘들어진다.

결석은 방광에서 생기기도 하지만 대부분 신장에서 만들어진다. 큼직한 결석이 요관을 막으면 소변의 흐름이 막히면서 신장 감염이나 신장 부전 같은 심각한 문제가 생길 수 있다.

결석 형성에 관여하는 가장 흔한 용질은 옥살산염, 인산염, 요산염, 요산, 시스틴과 시스테인 같은 아미노산이다. 다양한 이유로 인해 이런 용질에서 형성되는 결석은 최소 여덟 가지로 분류할 수 있다.

옥살산이 다량 함유된 식품이나 음료는 옥살산염 결석을 초래할 수 있다. 녹차나 허브를 제외한 일반 차 한 잔에는 옥살산이 약 20mg 들어 있다. 신장이 처리해서 배출할 수 있는 양을 훨씬 초과한다. 처음에는 우리 몸이 칼슘을 사용해 옥살산을 중화한다. 그러면 칼슘 옥살산염이 된다. 차를 습관적으로 마시면 칼슘 옥살산염이 결정체로 쌓여 결석이 생긴다. 옥살산염은 초콜릿과 코코아에도 많이 들어 있다. 이런 식품이나 음료를 자주 섭취하면 신장에 옥살산염 결석이 생긴다. 특히 신장이 작고 연약한 어린이의 경우에는 문제가 심각해진다. 견과류를 너무 많이 먹어도 비슷한 문제가 발생할 수 있다.

요산 결석은 소고기, 돼지고기, 닭고기 등 동물성 단백질을 과잉 섭취할 때 생길 수 있다. 요산은 간에서 단백질이 분해될 때 생기는 노폐물이다. 요산을 가장 많이 생성하는 식품은 일반적인 차와 붉은 육류다. 신장이 요산을 전부 다 처리할 수 없게 되면 혈액 속의 요산 농도가 올라간다. 그 결과로 혈액 순환과 산소 공급이 가장 잘 이루어지지 않는 신체 부위인 발가락에 요산이 쌓인다.

요산을 비롯한 여러 유해 물질이 발가락에 쌓이면 관절이 경직되어 굽혀지지 않을 수 있다(특히 새끼발가락처럼 작은 발가락이 방광의 상태를 반영하기 때문에 그곳을 잘 살펴야 한다). 이런 독소를 섭취하며 생존하는 박테리아가 발가락의 조직에 침투하면 염증이 생기고 통증이 따른다. 통풍과 관절염이 가장 흔한 증상이다. 발가락에 쌓이는 요산 결정체는 기본적으로 신장 결석과 같은 물질로 이루어져 있다.

발뒤꿈치에서도 이와 비슷한 문제가 생길 수 있다. 발꿈치뼈 돌기는 요산을 비롯한 여러 인산염이 쌓여 굳어진 것이다. 요산은 박테리아를 불러 통증을 일으키고, 인산염은 골격 구조의 경직을 일으킨다. 아울러 신장과 부신의 기능이 저하되면서 발이나 발목에 부종이 생길 수도 있다. 신장과 부신은 몸 전체의 수분과 나트륨(소금)을 조절한다. 신장 결석으로 그 기능이 저하되면 발과 다리, 복부, 얼굴, 팔 등에 수분이 고이는 수분 저류 증상이 나타난다.

신장 결석은 대부분 수분 섭취 부족이나, 탈수 효과가 있는 식음료를 섭취함으로써 생긴다. 그런 식음료에는 육류, 인공 감미료, 설탕, 알코올, 차, 커피, 탄산음료 등이 있다. 흡연도 탈수를 촉진함으로써 소변을 농축시켜 침전물의 증가를 가져온다.

육류나 낙농 제품, 설탕 등 산(酸)을 형성하는 식품을 많이 섭취하면 소중한 미네랄을 우리 몸에서 배출시켜 소변에서 수소 이온 농도(pH, 산성과 알칼리성의 균형)를 교란한다. 그럴 경우 뼈와 치아 등에 미네랄이 부족해지고 정상적인 상태에서 산성인 소변을 알칼리성으로 바꾼다. 알칼리성 소변은 인산염 같은 일부 물질이 침전 현상을 일으켜 결석을 형성할 수 있다.

인산염 결석은 특히 인산염이 많고 칼슘이 적게 함유된 식품을 과다하게 섭취할 때 생긴다. 육류, 곡물류, 빵, 파스타, 견과류 그리고 탄산음료가 대표적이다. 인산염은 산도가 높아 신장을 손상하기 쉽다. 따라서 우리 몸은 인산염을 중화하기 위해 뼈와 치아에서 칼슘을 가져다가 사용한다. 또 녹색 채소 같은 식품에서 얻을 수 있는 마그네슘도 최대한 활용한다.

인산염이 있으면 산성의 환경이 만들어진다. 그러면 뼈가 녹아

골다공증과 치아 손상이 생기기 쉽고 관상동맥 심질환이나 소화 장애, 암 등 칼슘 결핍과 관련된 모든 질병에 취약해진다.

우리 몸은 과도한 산성화에 대응하는 비상수단으로 소변을 통해 칼슘을 내보낸다. 하루에 칼슘 150mg 이상을 소변으로 내보내면 뼈가 빠르게 녹는다. 칼슘 일부는 인산염과 결합해 여러 형태의 칼슘 인산염 결석을 만든다. 그로 인해 동맥경화와 관절염이 생길 수 있다.

신장은 우리 몸에서 납, 카드뮴, 수은 등의 독성 물질을 거르고 제거하기 위해 최선을 다한다. 또 체액과 전해질의 균형을 유지하고, 여과 시스템으로 심장의 혈액 공급 압력도 조절한다. 이런 기능에 걸림돌이 되는 것이 신장 결석이다. 그에 따라 체내 중금속 축적량이 늘어나고, 몸의 독성 수준이 상승한다.

이 같은 상황은 각종 감염병, 고혈압, 심장 질환, 뇌 장애, 암 그리고 무엇보다 알츠하이머병으로 이어질 수 있다.

신장이나 방광에 결석이 있을 때는 다음과 같은 외적인 표시로 어느 정도 알 수 있다. 눈 아래쪽이 거무스름하거나 하얗게 변하고, 아침에 일어나면 눈이 붓고, 눈 주위에 주름이 깊어지고, 눈 아래쪽에 희거나 거뭇한 작은 덩어리가 생긴다(눈 아래 피부를 광대뼈 쪽으로 당기면 느껴지거나 볼 수 있다). 또 윗눈꺼풀이 접히고, 요통이 지속되며, 다리와 발이 붓고, 두려움과 불안에 시달린다. 이런 증상이 보이면 물을 더 많이 마시는 간단한 조치로 건강을 되찾을 수 있다.

주기적인 몸속 청소가 중요하다

물을 충분히 마시는 일과 함께 몸이 필요로 하는 영양을 적절히 섭취해야 건강한 몸과 맑은 정신을 유지하고 피로와 질병을 효과적으로 막을 수 있다.

영양 섭취는 질과 양 그리고 빈도가 중요하지만 우리는 그런 쪽에는 별 관심을 갖지 않는다.

올바른 영양 섭취는 식단을 바꾸는 것만으로는 부족하다. 의식적인 선택으로 건강에 이롭고 영양가 높은 음식을 섭취하겠다는 결심을 단단히 굳혀야만 몸의 정상적인 기능에 필요한 모든 영양을 공급할 수 있다.

그러한 선택과 결심은 각성에서 비롯된다. 지금까지 우리가 몸을 우리에게 당연히 주어진 것으로 여기고 특별히 신경 쓰지 않아도 잘 돌아간다는 잘못된 생각에 젖어 살아왔다는 사실을 깨달아야 한다는 뜻이다. 몸에 대한 각성을 하고 나면 자연스레 몸을 존중하게 되고, 우리 스스로 건강과 웰빙을 변화시킬 수 있는 여건이 갖추어진다.

알츠하이머병에 걸릴 위험을 최소화하는 데 필요한 영양과 식품을 자세히 알아보기 전에 먼저 우리 몸의 내부를 청소하는 것이 무엇보다 중요하다는 사실을 다시 한번 강조한다. 우리 몸의 건강을 위한 여정에서 새로운 출발을 위한 전 단계가 청소다. 우리 몸속이 깨끗해야 건강에 이로운 식품에서 얻는 영양의 혜택을 온전히 누릴 수 있기 때문이다. 우리 몸에 들어온 음식물을 최적의 수준으로 처리하고, 소화 능력도 최고조에 이르며, 건강한 대사 기능으로 몸의 모든 세포에 필요한 영양소를 공급하고, 면역 체계가 효율적으로 작동하게 하려면 우리 몸 내부의 시스템이 청결해야 한다.

그렇다면 여기서 말하는 청소란 구체적으로 무엇을 말할까? 나는 대장과 간, 담낭과 신장의 주기적인 청소를 권장한다. 이런 청소는 우리 몸에서 모든 질병이 시작되는 울혈과 염증을 제거해준다.

예를 들어 심한 독감에 걸리면 흉부가 무엇인가로 가득 차 숨을 쉬기가 어렵고, 자주 요란한 기침을 하며, 심지어 눈물도 줄줄 흘러내린다. 그렇게 몇 시간을 시달리고 나면 몸이 너무 지친 나머지 꼼짝없이 누워 쉬어야 한다. 오랫동안 우리 몸에 독소가 쌓일 때 세포 차원에서 일어나는 일이 그와 똑같다. 아니, 그보다 더 심하다. 세포와 조직, 기관이 순환 장애로 울혈에 시달리고 질식되어간다.

그 이유는 여러 가지다. 오랜 기간에 걸쳐 가공식품과 탄산음료, 동물성 단백질을 과다 섭취하거나, 해로운 화학 물질에 노출되거나, 잠을 충분히 자지 못하거나, 탈수에 시달리거나, 스트레스와 정서적 갈등으로 고통을 받으면 몸에 독소가 쌓인다. 이런 상황에서는 뇌를 포함한 우리 몸의 모든 기관이 독성 노폐물에 흠뻑 젖어 수많은 정교한 기능을 제대로 수행할 수 없다. 그 결과

대사가 장애를 겪으면서 조직과 기관이 서서히 손상되고, 노화가 비정상적으로 일찍 시작되며, 움직이기 어려울 정도의 피로를 겪게 된다.

모든 질병과 나쁜 건강의 증상은 어떤 식으로든 순환이 장애를 받는 데서 시작된다. 예를 들어 모세혈관이 막히면 해당 부위에 산소와 영양소를 공급할 수 없다. 그러면 그 부위의 세포는 생존하기 위해 비상 대응 조치를 취한다. 이러한 대응 과정에서 많은 세포가 괴사한다. 반면 좀 더 강한 세포는 세포 변이를 통해서, 또는 젖산처럼 고여 있는 대사 노폐물을 재사용하는 법을 터득하여 에너지 소요를 충당함으로써 그런 악조건에 적응한다. 이와 같은 세포의 생존 전략은 물 없는 사막에 고립된 사람이 살기 위해 자신의 소변을 받아 마시며 버티는 것에 비유할 수 있다. 궁극적으로 세포가 암으로 변이되는 것은 독소의 과부하와 기관 구조의 손상에 따른 괴사를 피하고자 하는 우리 몸의 마지막 몸부림이다.

그런 사태를 막기 위해 자신의 몸을 스스로 책임지기로 결심하고 새로운 출발선에 섰다면 먼저 몸 내부의 청소부터 시작해야 한다. 청소는 그렇게 어려운 일이 아니다. 간과 담낭을 정화하면 몸 내부 시스템이 완벽하고도 부드럽게 청소되는 것을 경험할 수 있다. 먼저 담석을 제거하는 것이 왜 그토록 중요한지부터 설명하겠다.

건강의 '걸림돌' 결석을 제거하라

사람들이 흔히 오해하는 사실이 있다. 담석은 담낭에서 생긴다는 것이다. 그러나 뜻밖이라고 생각할지 모르지만 담석은 주로 간에서 형성되고 담낭에서는 잘 생기지 않는다.

그렇다면 담석은 도대체 무엇일까? 간에서 생기는 대부분의 담석은 담즙에 들어 있는 것과 똑같은 무해한 물질로 형성된다. 다시 말해 콜레스테롤이 주성분이다. 나머지는 지방산을 포함해 담관으로 흘러가는 유기물로 구성된다.

이처럼 간에서 형성되는 담석 대부분이 굳은 콜레스테롤과 유기물인 까닭에 엑스선 촬영과 CT 스캔으로는 잘 보이지 않는다. 간에서 생기는 담석 가운데 엑스선 촬영에서 잘 드러나는 석회화된 담석은 서구에서는 거의 보이지 않고 일본과 중국 등 아시아에서 자주 발견된다.

담낭에서 생기는 담석은 간에서 형성되는 담석과 다르다. 담즙 생산이 주 기능인 담낭에서는 담석의 20%가 칼슘염, 콜레스테롤 결정체, 담즙 색소 등 전부 무기물로 구성된다. 이처럼 딱딱하고 비교적 큰 담석은 진단 검사에서 쉽게 발견된다.

하지만 간에서 생기는 좀 더 연하고 석회화되지 않은 담석은 검사에서 놓치기 쉽다. 콜레스테롤 기반(85~95%)이거나 지방 덩어리로 형성된 담석이 아주 많아 담관을 막을 때에만 초음파 검사에서 담석의 존재가 드러난다. 일반적으로 그러한 증상을 지방간 관련 질환이라고 부른다. 그럴 경우 초음파 사진에서 간은 검게 나타나지 않고 하얗게 보인다. 믿기 어렵겠지만 지방간에는 담석이 7만 개까지 축적될 수 있다. 그런 상태에서는 간 기능이 중단된다.

만성 질환을 가진 사람은 수천 개의 담석이 담관과 담낭을 막고 있는 경우가 종종 있다. 여러 차례의 간 청소와 담낭 청소를 통해 이런 담석을 제거하고 균형 잡힌 식단과 생활 습관을 유지하면 대부분의 질환에서 증상이 완화되기 시작하고, 간과 담낭이 원래 상태로 서서히 복구될 수 있다. 예를 들어 만성 알레르기 증상이 덜해지거나 없어지고, 요통이 사라지며, 기력이 크게 개선된다. 이처럼 청소를 통해 간의 담관에서 담석을 제거하는 것이 건강을 되찾는 가장 강력한 수단 중 하나다.

그 이유가 무엇일까? 간은 우리 몸을 구성하는 모든 세포의 성장과 기능을 직접 제어한다. 기능 장애나 결핍 또는 비정상적 성장 패턴은 대부분 간이 제 역할을 하지 못해서 생기는 것이다(간은 효율성의 60%를 잃어도 놀라운 능력으로 정상적인 기능을 수행할 수 있다). 믿기 어렵겠지만 알츠하이머병을 포함해 대다수 질병의 기원은 간으로 거슬러 올라간다.

간은 수백 가지 기능을 수행하며 우리 몸의 모든 부분과 연결되어 있기 때문이다. 간은 또한 매 순간 엄청난 양의 영양소를 생산해 처리한 뒤 우리 몸을 구성하는 60조∼100조 개의 세포에 공급한다. 그리고 각 세포는 상상하기조차 어려울 정도로 복잡한 도시의 축소판과 같아서 매 순간 수십억 건에 이르는 생화학 반응을 일으킨다.

우리 몸을 구성하는 모든 세포의 그토록 다양한 활동이 순조롭게 이어지도록 간은 영양소와 효소, 호르몬을 끊임없이 공급해야 한다. 혈관과 도관(導管), 특화된 세포가 복잡하고 정교한 미로처럼 얽혀 있는 상황에서 몸 전체의 순조로운 생산 라인과 마찰 없는 분배 시스템을 유지하기 위해서는 간이 무엇으로부터도 방해받지 않아야 한다.

간은 우리 몸에 필요한 연료를 배분하고 재생산하는 역할을 수행할 뿐 아니라 복잡한 화학 물질을 분해하고 단백질을 합성하는 일도 한다. 그 외에도 간은 혈액을 거르고 정화하며, 일부 호르몬과 알코올, 의약품을 비활성화시키는 역할도 한다. 생물학적으로 활성화된 물질을 중화시켜 유해한 효과를 없앤다는 뜻이다. 이를 해독 작용이라고 부른다.

간 혈관의 특화된 대식 세포(쿠퍼 세포)는 장에서 흘러들어오는 유해한 물질과 감염성 미생물을 제거한다. 이 과정에서 생성되는 노폐물은 담관을 통해 배출된다.

건강한 간은 분당 1,400ml의 혈액을 받아서 걸러내고 매일 940~1,400ml의 담즙을 생산한다. 그래야 간의 모든 활동이 순조롭고 효율적으로 이뤄질 수 있다.

그런데 담석이 담관 내부를 막으면 간은 혈액 속의 유해 물질(외부에서 유입되거나 내부적으로 만들어진다)을 제대로 해독할 수 없을 뿐 아니라 영양소와 에너지를 필요한 때, 필요한 곳에 전달할 수도 없다. 그럴 경우 호메오스타시스(항상성)로 불리는 몸의 섬세한 균형이 깨지면서 시스템 장애가 발생하고 여러 기관이 과도한 스트레스를 받는다.

우리 몸의 해독 작용을 책임지는, 그토록 중요한 장기가 단지 담석 때문에 기능을 잃게 된다는 것이 매우 역설적이다. 그러므로 담석이 담관을 가로막기 전에 간과 담낭을 청소하여 이 문제를 해결하는 것이 바람직하다.

간 청소와 담낭 청소는 어떻게 이루어질까? 과정은 간단하다. 간과 담낭에서 담즙을 강하고 빠르게 방출시키는 혼합 오일을 섭취하면 된다. 담즙이 강하게 흘러나오면서 독소와 함께 간에서는 콜레스테롤 담석, 담낭에서는 석회화된 담석이 쓸려 내려간다. 간과 담낭은 독소와 담석을 담관으로 흘려보낸다.

또 청소를 효과적으로 하려면 황산마그네슘(사리염, 엡섬솔트)을 여러 번 섭취하는 것이 좋다. 이 소금은 담즙이 강하게 쏟아져 나올 때 담관을 확장시키고, 또 담석이 장으로 쉽게 빠져나가도록 해준다. 그러면 담석은 담관이 췌장관과 연결되는 십이지장(소장의 첫 부분)으로 흘러들어간다. 담석과 독소는 거기서부터 대장으로 이동한 뒤 대변으로 배출된다(이 과정에 대한 자세한 정보를 원한다면 내가 쓴 책《의사들도 모르는 기적의 간 청소》를 참고하기 바란다).

올바른 영양의 중요성

다시 한번 강조하지만 질병은 여러 가지 요소가 서로 연결되는 방식의 결과로 생긴다. 무엇보다 건강에 문제가 없게 하려면 음식에 각별한 신경을 써야 한다.

우리가 먹는 음식은 무엇이든 어떤 식으로든 우리 몸에 영향을 미친다. 따라서 몸에 부담을 주지 않으면서 자연적인 몸의 기능을 유지하고 지탱할 수 있는 음식을 고르는 것이 중요하다. 언제나 그렇게 균형 잡힌 식단을 선택하면 미래의 지속적인 건강과 행복을 마음껏 누릴 수 있다.

지금 우리가 유기농 식품이라고 부르는 것은 몇 세대 전까지만 해도 일반 식품이었다. 당시에는 모든 식품이 유기농이었다. 그러나 효율성을 앞세운 현대의 산업식 농업이 대세를 이루면서 독성 없는 자연식품을 지속 가능한 방식으로 생산하는 일이 거의 불가능해졌다. 오염되지 않고 건강에 좋은 자연식품이 이제는 한낱 사치로만 여겨지는 이 현실이야말로 진정한 비극이다.

하지만 비용을 더 들이더라도 유기농 식품을 구입하는 게 좋다. 그런 투자가 장기적으로 고통을 줄이고 돈도 절약해주기 때문이다. 우리가 섭취하는 식품 대부분은 화학적 비료와 살충제에 절어 있는 데다 주로 유전자 변형(GMO) 종자에서 생산된다. 그 두 가지의 결합은 치명적인 결과를 가져온다. 식품에서 영양분을 빼앗아갈 뿐 아니라 우리 몸에 독소가 쌓이게 하고 염증을 일으켜 결국에는 만성 질환을 가져온다. 가공식품도 마찬가지다. 거기에는 화학 조미료로 불리는 MSG와 인공 색소 등 수많은 합성 첨가제가 들어 있다.

음식을 통해 우리 몸을 공격하는 독소는 헤아릴 수 없을 정도로 많다. 게다가 안전하지 못한 상품에서 소비자를 보호해야 할 미국 식품의약국(FDA) 같은 기관들이 이처럼 해롭고 비자연적인 물질을 안전한 것으로 판정하고 있다. 농업과 농약업계의 로비와 압력에 매우 취약하기 때문이다. 이렇게 감시 기관들마저 막강한 이권 카르텔이 우리의 건강을 인질로 잡고 우리에게 몸값을 요구하도록 허용하는 어이없는 상황이 되어버렸다.

우리 몸의 어떤 부위도 이 문제에서 결코 안전하지 않다. 특히 뇌가 그렇다. 지금 알츠하이머병이 그 어느 때보다 더 자주 발생하는 이유 중 하나도 결국에는 거기서 찾을 수 있다. 그러므로 식품을 신중하게 선택하면 몸이 고마워한다는 사실을 늘 기억해야 한다.

신경 세포의 성장을 돕는 단식

미국 국립노화연구소(NIA)의 연구자들에 따르면, 주기적인 단식이 뇌를 퇴행성 질병으로부터 보호할 수 있다. 그러나 명심해야 할 사항이 있다. 과도한 단식은 오히려 해를 부른다. 연구자들은 일주일에 하루나 이틀 정도 일일 섭취 열량을 약 500kcal로 줄이는 단식을 권장한다.

NIA의 신경과학실험실 실장인 마크 매트슨 교수는 이렇게 말했다.

"섭취 열량을 줄이면 뇌에 도움이 될 수 있다. 하지만 음식을 지속적으로 적게 먹음으로써 열량을 줄이는 것이 뇌를 보호하는 최선의 방법은 아닐지 모른다. 그보다는 간헐적인 단식이 더 나을 수 있다. 시간을 정해놓고 아무것도 먹지 않다가 그다음에는 원하는 만큼 먹는 방식이다."

저열량 다이어트가 수명 연장에 도움이 된다는 사실은 오래전부터 잘 알려졌다. 실험 쥐를 대상으로 한 몇몇 연구에서 제한된 열량만 섭취한 쥐가 그렇지 않은 쥐보다 수명이 40% 더 길다는 사실이 확인되었다.

사람의 경우에도 일화적이긴 하지만 비슷한 효과가 보고되었다. 매트슨 교수의 연구는 이 원칙을 확장시켜 저열량 다이어트가 수명을 연장하고 뇌졸중과 알츠하이머병 등 뇌에 찾아오는 질병의 예방에 도움을 주어 삶을 더 풍요롭게 해줄 수도 있다는 점을 시사한다.

매트슨 교수가 이끄는 연구팀은 열량 섭취를 큰 폭으로 줄였을 때 뇌의 신경 세포 성장이 영향을 받는다고 밝혔다. 운동을 하면 근육 세포의 성장이 영향을 받는 것과 같은 원리다. 다시 말해 간헐적인 단식으로 우리 몸의 화학적 신호 전달 시스템에 저강도의 스트레스를 가하면 신경 세포의 성장과 증식이 촉진되면서 전반적인 혜택을 얻을 수 있다는 것이다.

이런 현상은 진화의 영향일 가능성이 크다. 악조건에서 살아남은 인류의 조상들은 스트레스 아래서 잘 작동하는 뇌를 가졌던 듯하다. 매트슨 교수는 다음과 같이 설명했다. "모든 자원이 부족해져 생존이 위협받는 상황에서 우리 조상들은 온갖 수단을 동원해 먹을 것을 구하고 살아남을 방법을 찾아야 했다. 결국 그중에서 뇌가 가장 잘 반응하는 사람들이 생존할 수 있었다. 어디에 먹을 것이 있을 확률이 높은지, 또 어떻게 포식자들을 피할 수 있는지 잘 기억하는 사람들을 말한다." 따라서 음식을 섭취하지 못하는 시간을 신경 세포 성장과 연결시키는 메커니즘이 진화했을 가능성이 크다.

단식이 어렵다고 느껴질 때는 이렇게 한번 생각해보라. 하루 동안 먹지 않으면 나중에 자유롭게 먹을 수 있다는 사실을 알고 나서 하루를 참는 것은 그리 어렵지 않게 느껴질 수 있다. 매트슨 교수는 이와 같이 말했다.

"심리적인 관점에서 그런 가설이 상당한 설득력을 갖는다는 점을 확인할 수 있었다. 하루를 참으면 그 후 닷새 동안 원하는 것을 무엇이든 먹을 수 있다는 사실을 알면 하루 정도는 충분히 굶을 수 있다."

올바른 영양으로 알츠하이머병 예방이 가능할까?

알츠하이머병은 예방이 가능한가? 미국 국립보건원(NIH)은 이 중요한 질문의 답을 얻기 위해 소위 '전문가 패널'의 자문을 구했다. 그러나 패널이 제시한 답은 암울했다. 알츠하이머병을 막기 위해 우리가 개인적으로 할 수 있는 일은 없다는 결론이었다. 로비스트와 제약업계의 압력이 작용한 결과라는 점을 부인하기 어렵다.

하지만 자연건강 옹호론자들은 그런 결론을 받아들이지 않는다. 자연을 따르는 생활 방식과 습관이 알츠하이머병을 포함해 거의 모든 만성 질환의 예방에 도움이 된다는 사실을 확인해주는 과학적인 증거와 일화적인 증거가 쌓이고 쌓였기 때문이다. 여기서 말하는 건강한 생활 방식의 핵심은 올바른 영양 섭취다. 그렇다면 실제로 올바른 영양을 통해 알츠하이머병이 제어될 수 있을까? 한마디로 답하겠다. "그렇다!"

앞서 설명했지만 알츠하이머병의 원인 중 하나는 대사 장애다. 혈당의 급상승과 인슐린 저항, 바람직하지 않은 식습관, 주변 환경과 집 안에서 발견되는 독성 물질의 체내 축적 등이 뇌세포의 변성을 일으켜 알츠하이머병을 부른다. 이런 인식에 따라 일부 의학 연구자들은 알츠하이머병을 제3형 당뇨병이라 부르기도 한다. 알츠하이머병이 당뇨병과 그만큼 밀접하게 연관되어 있다는 뜻이다.

그러므로 알츠하이머병을 예방하는 최선의 방법 중 하나는 자연식 식단을 채택하는 것이다. 흰 설탕과 밀가루, 액상 과당 등 정제된 탄수화물 같은 가공식품이나 인공 식품이 포함되지 않는 식단을 가리킨다.

탄수화물과 설탕이 많이 들어간 고열량 식단은 체내에 중성 지방을 늘린다. 이 중성 지방은 중년이 되면서 지방 세포에 축적된다. 그런 식단을 채택하면 저열량 건강식 식단을 선호한 사람에 비해 과체중이나 비만 또는 당뇨병으로 어려움을 겪을 가능성이 크다. 비만과 당뇨병은 알츠하이머병의 주요 위험 인자다. 따라서 그런 사람은 알츠하이머병에 걸릴 위험이 훨씬 높다.

지중해식 식단의 장점

어떤 식단이 건강에 가장 좋을까? 학술지 《미국의학협회 저널(JAMA)》에 발표된 한 연구에 따르면, 지중해식 식단(규칙적인 운동이 병행되어야 한다)이 알츠하이머병의 위험을 줄이는 데 효과적일 수 있다. 지중해식 식단은 잎채소, 토마토, 감귤류, 과일 등 신선한 농산물에다 견과류, 생선, 올리브 오일(엑스트라 버진) 등 오메가3 지방산이 풍부한 식품이 많이 포함되는 것이 특징이다.

이런 식품에는 건강에 이로운 지방, 비타민, 미네랄, 단백질의 형태로 아주 훌륭한 영양분이 담겨 있다. 또 염증을 자연적으로 줄여주는 효소도 들어 있어 만성 질환의 예방과 치료에 도움을 준다.

　그 외 다른 표적 영양요법도 알츠하이머병 예방에 도움이 될 수 있다. 학술지 《신경학》에 게재된 한 논문에 따르면, 오메가3 지방산을 섭취하는 사람은 알츠하이머병에 걸릴 위험이 훨씬 낮고, 또 비타민 B·C·D·E를 복용하면 인생 황혼기까지 인지력을 유지하는 데 상당한 도움이 될 수 있다. 그들의 인지력 검사 점수는 이런 영양소가 적게 함유된 음식을 섭취한 사람들보다 훨씬 높았다.

　이 연구는 평균 연령이 87세인 약 100명을 대상으로 했다. 그들 모두 기억 문제에서 위험 인자는 거의 없었다. 연구팀은 그들이 섭취한 영양소를 혈액 검사로 확인했고, 그들의 기억력과 사고 기술을 측정하는 검사를 실시했으며, MRI 촬영으로 뇌 용적을 측정했다. 검사 결과에서 주목할 만한 점은 그들에게서 비타민 D와 비타민 B_{12}가 특히 부족하다는 사실이었다. 놀랍게도 그 중 4분의 1이 비타민 D 결핍이었다.

　이 연구에서 비타민 B·C·D·E의 수치가 낮은 사람들은 그 수치가 높은 사람들보다 인지력과 기억 검사에서 낮은 점수를 받았다. 또 트랜스 지방(가공식품과 튀긴 음식, 마가린 등에 많다) 함유량이 많은 음식을 자주 섭취한 사람들도 그렇지 않은 사람들보다 인지력 검사 점수가 낮았고, 알츠하이머병과 관련된 뇌 위축을 겪을 가능성이 훨씬 컸다.

지중해식 식단의 알츠하이머병 예방 효과

또 다른 학술지 《신경학 아카이브》에 발표된 연구 결과에 따르면, 지중해식 식단은 알츠하이머병의 발병 위험도를 상당히 낮출수 있다. 채소와 콩과 식물, 생선, 올리브 오일 등의 불포화 지방이 풍부한 식사로 정의되는 지중해식 식단은 고지혈증, 고혈압, 당뇨병에 예방 효과가 있을 뿐 아니라 뇌 기능의 보존과 개선에도 도움을 줄 수 있다는 것이다.

연구팀은 중등도 인지 장애가 있는 환자 약 500명과 건강한 사람 약 1,400명의 식습관을 4~5년에 걸쳐 추적했다. 연구 기간이 끝났을 때 건강한 그룹에서 275명이 중등도 인지 장애를 겪었다. 지중해식 식단을 기준으로 세 부류로 나눈 그룹 중에서 지중해식 식단을 가장 충실히 따른 3분의 1은 가장 잘 따르지 않았던 3분의 1보다 중등도 인지 장애를 겪을 확률이 28% 낮았다.

또 연구가 시작되었을 때 이미 중등도 인지 장애가 있던 환자들의 경우에도 지중해식 식단은 전면적인 알츠하이머병으로 진행되는 것을 막는 데 도움이 되었다. 그 그룹 가운데 지중해식 식단을 가장 충실하게 따랐던 3분의 1은 가장 잘 따르지 않았던 3분의 1에 비해 전면적인 알츠하이머병으로 진행될 확률이 48%나 낮았다.

건강한 식생활을 위한 지중해식 접근법은 그리스와 이탈리아의 전통 식단이 지방 함유량은 미국과 비슷하지만 지중해 국가들의 심장병 발병 건수가 미국에 비해 훨씬 낮다는 사실에 과학자들이 주목하면서 널리 알려지기 시작했다. 과학자들은 음식에서 심장병 유발 인자들을 검토한 결과, 전통적인 미국 식단은 포화지방이 아주 많이 함유되어 있고 채소보다 육류와 유제품 위주인 반면, 지중해식 식단은 불포화 지방이 많이 들어 있고 채소와 콩과 식물을 기반으로 유제품과 육류는 가끔씩 곁들인다는 사실을 확인했다.

건강한 식단이 알츠하이머병 위험을 40% 줄인다

지중해식 식단의 알츠하이머병 예방 효과를 가장 잘 보여주는 연구 결과가 있다. 컬럼비아 대학 연구팀에 따르면, 지중해식 접근법은 알츠하이머병에 걸릴 위험을 40%나 낮출 수 있다. 65세 이상 약 2,000명의 상태를 4년에 걸쳐 관찰한 결과였다. 그들은 18개월마다 알츠하이머병 검사를 받았다. 연구팀은 붉은 육류와 유제품, 가공식품을 적게 섭취하고 과일, 견과류, 생선, 십자화과 채소, 진한 녹색 잎채소를 많이 섭취한 사람들이 알츠하이머병에 걸릴 위험이 크게 낮다는 사실을 확인했다. 지중해식 식단의 효과를 잘 말해주는 연구였다. 또 이 식단은 알츠하이머병만 아니라 다른 만성 질환과 뇌졸중을 막아주는 효과도 탁월했다.

체중 관리가 중요한 이유

비만이 당뇨병의 발병에 어떤 영향을 미치는지는 앞에서 설명한 바 있다. 비만과 당뇨병이라는 이 두 가지 만성 질환이 서로 떼려야 뗄 수 없는 관계라는 사실은 오래전부터 잘 알려졌다. 최근의 여러 연구 결과는 특히 중년의 과도한 체중이 당뇨병만 아니라 알츠하이머병의 발병으로도 이어질 수 있음을 강력하게 시사한다. 물론 자칫 혼란을 불러일으킬 수 있는 사안이다. 얼마 전 학술지 《신경학》에 발표된 한 논문에서 체질량지수(BMI) 기준으로 중년의 저체중이 알츠하이머병의 또 다른 위험 인자라고 지적했기 때문이다.

연구팀은 경증부터 전면적인 알츠하이머병까지 다양한 수준의 인지 장애 환자 약 500명을 대상으로 알츠하이머병과 관련된 생체표지자를 조사했다. 그 다음에 그들은 각 환자의 BMI를 뇌 영상과 비교했다.

조사 결과는 예상 밖이었다. 낮은 BMI가 건강 개선의 확실한 지표로 널리 알려졌지만 이 연구에서는 놀랍게도 중등도 인지 장애가 있으면서 알츠하이머병 생체표지자가 더 많은 환자에게서 BMI가 더 낮을 가능성이 훨씬 컸다. 노화와 맞물린 저체중이 시상하부의 퇴행을 촉진할 수 있기 때문이다. 시상하부는 에너지 대사를 조절하는 뇌 부위다. 따라서 시상하부의 기능이 저하되면 대사 문제가 일어나기 쉽다.

요점은 이렇다. 비만이 치명적일 수 있지만 지나친 저체중도 마찬가지로 위험하다. 지방을 포함하지 않는 소위 '건강식품 다이어트'가 특히 나이 들수록 심각한 문제를 일으킬 수 있는 것도 이로써 어느 정도 설명이 가능하다. 모든 점을 고려할 때 올리브 오일이나 견과류(호두, 아몬드, 피칸, 캐슈너트 등)에 함유된, 건강에 좋은 지방을 적당량 자주 섭취하는 것이 중요하다.

'좋은 지방'과 지방산

지중해식 접근법 같은 식단이 건강에 이롭고 알츠하이머병의 예방에도 도움이 되는 것은 거기에 폴리페놀과 다불포화 지방산이 많이 들어 있기 때문이다. 이런 물질은 새로운 뇌세포의 성장을 촉진할 뿐 아니라 기존의 뇌세포도 건강하게 유지될 수 있도록 해준다.

스페인의 바르셀로나 자치대학(UAB) 과학자들은 실험 쥐들에게 폴리페놀과 다불포화 지방산이 다량 들어 있는 사료를 40일 동안 먹인 뒤 쥐들의 뇌를 분석했다. 연구팀은 그 사료 덕분에 쥐 뇌의 신경 세포 네트워크가 강화되어 신경 변성과 뇌세포 괴사가 방지되었다고 결론 내렸다. 사료를 먹은 쥐들은 새로운 세포의 생성을 관장하는 뇌 부위인 후각 망울(후구)과 해마에서 세포 생성률이 훨씬 높았다.

이 연구 결과는 좋은 지방과 지방산이 알츠하이머병 같은 신경 퇴행 질환 예방에 도움이 될 뿐 아니라 그런 질환이 이미 진행된 상태에서도 증상을 완화할 수 있다는 점을 시사한다. 우리가 먹는 음식이 건강에 그토록 중대한 영향을 미친다는 사실이 놀랍지 않은가? 우리가 제약사들이 선전하는 알츠하이머병 치료제를 멀리하고 자신의 건강에 대한 통제권을 되찾아야 하는 또 다른 이유가 바로 그것이다.

비타민 B군

비타민 B는 과거에 단일 비타민으로 여겨졌지만 사실은 하나의 비타민군(群)을 가리킨다. 그 각각이, 또 서로 혼합되어 우리 몸의 수많은 기능에 관여하고 있다. 특히 뇌와 정신에 관련된 기능에서 중요한 역할을 한다. 비타민 B군은 불안을 가라앉히고, 우울한 기분을 밝게 해주며, 기력을 돋우고, 스트레스를 완화해준다. 또한 지방을 소모하고, 세로토닌 같은 신경 전달 물질의 생산을 도우며, DNA 생산과 보수에도 관여한다. 이처럼 우리의 육체와 정신 양면에서 중요한 역할을 한다.

영국 옥스퍼드 대학 연구팀은 비타민 B군을 다량 복용하면 뇌 위축과 치매의 진행을 상당히 늦출 가능성이 있다고 발표했다. 단백질 분해 과정에서 발생하는 아미노산으로, 알츠하이머병과 관련 있는 호모시스테인의 수치를 낮추는 데 비타민 B군이 중요한 역할을 하는 것으로 밝혀졌기 때문이다. 그래서 알츠하이머병의 증상을 효과적으로 관리하는 간단하고 안전한 처치법이 될 수 있다.

연구팀은 중등도 인지 장애 환자 168명에게 무작위로 위약 또는 비타민 B군을 복용하도록 했다. 비타민을 복용한 그룹이 매일 먹은 한 알에는 비타민 B_6가 일일 복용 기준량의 15배, 비타민 B_9이 기준량의 4배, 비타민 B_{12}가 기준량의 300배나 담겨 있었다. 실험 결과, 연구팀은 위약을 복용한 환자들의 뇌 용적이 비타민 B군을 복용한 사람들의 뇌보다 2배 정도 더 빨리 줄어든 것을 확인할 수 있었다. 평균적으로 보았을 때 중등도 인지 장애 환자의 최소 절반이 전면적인 알츠하이머병에 시달린다는 사실을 고려하면 비타민 B군으로 그런 진행을 늦출 수 있다는 것은 고무적인 소식이다.

물론 비타민 B_{12}를 일일 표준 권장량의 300배나 복용하는 것은 바람직하지 않을지 모른다. 그러나 걱정할 필요는 없다. 이 필수 비타민은 수용성이어서 대사되지 않는 나머지는 배출된다. 비타민 B_{12}는 동물의 장에 있는 유익균이 자연적으로 생산한다. 초식 동물이든 육식 동물이든 다를 바 없다.

사람은 혈청의 비타민 B_{12} 수준이 2,000pg/ml으로 태어난다. 그러나 현대인의 일반적인 식단은 영양이 충분하지 않기 때문에 그 수준이 일생에 걸쳐 서서히 떨어진다. 만성적인 비타민 B_{12} 결핍 증상은 팔다리 저림과 무감각, 보행 장애, 기억 상실, 식욕 부진, 변비, 방향감 상실 그리고 치매 등이다.

비타민 B_{12} 결핍이 심해지면 몸 전체에서 퇴행성 질병이 생기거나 악화할 수 있다. 거기에는 당연히 알츠하이머병 같은 신경 변성 질환도 포함된다. 따라서 비타민 B_{12}의 적절한 보충이 알츠하이머병을 막을 수 있다는 것은 전혀 놀라운 사실이 아니다.

사람들은 비타민 B_{12}의 주된 출처로 육류를 생각하지만 영양 전문가들은 이 비타민이 열에 약하다는 사실을 안다. 동물성 단백질을 가열해서 조리하는 것은 우리 몸의 비타민 B_{12} 흡수를 방해하는 셈이 된다. 그보다는 흙 속의 미생물과 야생에서 얻는 식품을 섭취하는 것이 더 낫다.

뇌 위축을 막아주는 엽산

뇌 위축은 인지 장애 또는 기억 상실과 직접적인 관련이 있다. 이 두 가지는 알츠하이머병을 포함한 치매의 전형적인 증상이다. 또한 이 증상은 호모시스테인으로 알려진 혈중 아미노산 수준의 상승과 관련 있다. 호모시스테인은 새로운 기억 형성에 필수적인 화학 물질 아세틸콜린으로 전환된다.

우리 몸이 호모시스테인을 아세틸콜린으로 바꾸는 대사 기능을 수행할 수 없게 되면 호모시스테인이 혈액 속에 그대로 남아 혈중 수치가 올라간다. 이 때문에 호모시스테인을 알츠하이머병의 생체표지자로 여기는 연구자들도 있다. 영국 옥스퍼드 대학의 '기억과 노화 연구 프로젝트(OPTIMA)'는 세 종류의 비타민 B, 즉 비타민 $B_6 \cdot B_{12} \cdot B_9$(엽산)의 고용량 복용이 인지 장애 환자들에게서 기억 상실의 속도를 늦출 수 있는지 확인할 목적으로 2년에 걸쳐 진행된 연구다.

2010년 학술지 《플로스 원》에 발표된 그 연구 결과는 많은 관심을 불러일으켰다. 우선 세 종류의 비타민을 복용한 사람들은 위약을 섭취한 사람들에 비해 뇌 전반의 위축 정도가 절반에 불과했다. 하지만 그 효과는 호모시스테인 수치가 13(건강한 수준은 7~10) 이상인 사람들에게만 나타났다.

2008년 1월 학술지 《프로스타글란딘, 류코트리엔 및 필수 지방산》에 발표된 연구 결과에 따르면, 엽산은 혈중 오메가3 지방산 수치를 개선할 수 있다. 오메가3 지방산은 뇌 기능에 필수적이다.

엽산은 여러 식품에 함유되어 있으며 우리 몸에 자연적으로 존재한다. 이 때문에 엽산이 부족하면 섭취하는 식품에 문제가 있을 가능성이 크다. 또는 소화관의 기능 저하로 영양분을 잘 흡수하지 못해서 그럴 수도 있다. 따라서 주기적으로 장기를 청소하고 건강한 식단을 유지하는 것이 중요하다. 엽산은 잎채소와 신선한 과일, 보리, 겨, 현미, 렌틸콩, 대추야자, 밀 배아, 통곡물에 많이 들어 있다.

효과가 확실한 슈퍼푸드

우리는 환경을 파괴하고 독소로 가득한 생활 방식을 즐기지만 자연은 늘 우리를 따뜻하게 감싸준다. 언제나 우리를 관대함으로 대하면서 우리의 건강을 북돋우는 식재료와 약초(허브)를 풍성하게 내준다.

그와 같은 슈퍼푸드는 수 세기, 수천 년에 걸쳐 사용되면서 자연적이고 안전하며, 의약품이나 인위적인 질병 치료에 비해 부작용이 거의 없는 것으로 검증되었다. 이제부터는 알츠하이머병의 예방에 도움이 되는 자연산 슈퍼푸드에 관해 알아보자.

강황

강황은 아유르베다 의학의 본향인 인도에서 수천 년 동안 약으로 쓰여왔다. 강황에서 추출한 커큐민(쿠르쿠민)은 우리 건강에 많은 도움을 준다. 강력한 항염증제이면서 생리 불순과 코감기부터 심장병과 암까지 다양한 증상을 예방하고 치료하는 데 유용한 것으로 알려졌다. 그런 강황이 알츠하이머병의 예방에도 도움이 될 수 있다는 사실이 과학적인 연구를 통해 입증되었다.

오래전부터 잘 알려진 사실이지만 중국과 인도, 동남아 등 음식에 강황을 많이 사용하는 지역에서는 알츠하이머병의 발병률이 매우 낮다. 인도의 알츠하이머병 환자는 65세 이상 인구 가운데 1%에 불과하다(미국은 10%가 넘는다). 이제 여러 연구에서 강황이 뇌의 퇴행에서 비롯되는 베타아밀로이드 플라크의 형성을 억제하거나 심지어 제거해준다는 사실이 입증된 셈이다. 또한 학술지 《이탈리아 생화학 저널》에 실린 한 논문은 강황 추출물이 뇌를 자극해 빌리루빈이라는 강력한 항산화 물질을 생성한다고 발표했다. 빌리루빈은 자유 라디칼이 일으키는 산화 스트레스로부터 뇌를 보호해준다.

이런 기회를 제약사들이 놓칠 리 없다. 그들은 막대한 수익원이 되도록 특허를 낼 수 있는 합성 강황 성분을 개발하기 위해 안간힘을 쓰고 있다. 하지만 그들의 말을 들을 필요 없이 강황 자체의 혜택을 누릴 수 있다. 강황에서 직접 추출한 성분을 건강기능식품으로 섭취하거나 음식에 풍미를 더하는 향신료로 첨가하면 된다.

쿠민

역사가 오랜 또 다른 약용 향신료는 쿠민('커민' 또는 '큐민'이라고도 부른다)이다. 오랫동안 쿠민은 설사와 장내 가스가 차는 고창부터 부인과 질병 및 호흡기 질병까지 다양한 질환을 치료하는 데 사용되었다. 쿠민이 기억력 증진과 스트레스 완화에 도움이 된다는 연구 결과도 나왔다. 2009년에는 쿠민이 비타민 C보다 더 강한 효과를 낸다는 발표도 있었다.

자연건강 전문 정보지 《그린 메드 인포》가 2011년 7월 발표한 연구에 따르면, 실험 쥐에 쿠민 추출물을 매일 투여하자 스트레

스 수준이 낮아졌을 뿐 아니라 학습, 기억에 관한 인지 검사에서
도 더 나은 성적이 나왔다. 그 연구에서 쥐들은 외부 스트레스 요
인에 노출되기 한 시간 전에 체중 1kg당 100, 200, 300mg의 쿠
민 추출물을 투여받았다.

분석 결과, 쿠민이 쥐에서 스트레스가 유발하는 생화학적 변화
를 억제하고 기억과 인지 능력을 개선한 것으로 나타났다. 연구
자들은 이렇게 결론지었다. "우리 연구는 쿠민의 항스트레스, 항
산화, 기억 증진 효과에 대한 과학적인 근거를 제공하며 스트레
스와 그에 관련된 장애를 개선하는 데 효과적이라는 사실을 과학
적으로 뒷받침한다." 결론적으로 쿠민은 맛있고, 안전하며, 스트
레스를 완화하고 기억력 증진에도 도움이 된다.

세이지

맛도 좋고 약성도 뛰어난 것으로 알려진 또 다른 허브는 세이
지(샐비어)다. 고대 로마인들이 방부제로 귀하게 사용했던 세이지
는 플라보노이드와 페놀산이 함유된 민트의 일종이다. 항염증 효
과가 있으며, 만성 질환으로 이어질 수 있는 산화 스트레스와 손
상을 막는 데 도움이 된다.

영국의 약초연구센터가 알약으로 만든 세이지 오일과 위약의
효과를 비교하는 연구를 했을 때 세이지 오일을 섭취한 사람들이
기억력 검사에서 위약을 복용한 사람들보다 더 나은 성적을 받았
다. 또 다른 연구는 세이지에 제약사들이 개발한 알츠하이머병

치료제와 유사한 화합물이 들어 있음을 보여주었다. 하지만 인공적으로 만든 화합물보다는 자연산 세이지가 더 효과가 클 것이다. 신선한 세이지를 사용하는 것이 가장 좋지만 건조한 세이지도 만족할 만한 맛과 건강 효과가 있다.

계피

계피(시나몬)는 오늘날 가장 인기 많은 향신료 중 하나다. 이스라엘 텔아비브 대학의 연구자들은 계피가 알츠하이머병 예방에도 중요한 열쇠가 될지 모른다고 강조했다. 그들은 논문에서 계피나무 껍질 추출물이 알츠하이머병에 따른 뇌의 베타아밀로이드 플라크 생성을 억제하는 데 도움을 줄 수 있다고 발표했다.

연구팀은 계피의 활성 성분을 추출한 용액을 실험 쥐에 투여했다. 그 쥐들은 아주 공격적인 알츠하이머병에 걸리도록 유전자를 조작한 상태였다. 4개월이 지났을 때 계피 추출물 용액을 투여한 쥐들은 알츠하이머병의 진행이 상당히 느려졌다. 또한 에너지, 활동, 수명이 건강한 쥐들과 비슷했다.

아울러 시험관 실험에서 계피의 활성 성분이 손상된 뇌 조직을 복구한다는 사실도 알아냈다. 수천 년 동안 인류가 섭취해온 안전한 자연 물질이 알츠하이머병 예방에 이토록 큰 도움을 줄 수 있다는 사실은 매우 고무적인 소식이 아닐 수 없다.

계피의 복용량은 어느 정도가 적절할까? 영양 전문가들은 하루 500~1,000mg을 권장한다. 그러나 계피는 부작용이 없으므로 좀 더 복용해도 괜찮다. 아침에 시리얼에 뿌려 먹거나, 차에 타서 마시거나, 카레를 조리할 때 강황·쿠민과 함께 넣어도 좋다.

로즈메리

상큼한 사철나무 향기로 널리 알려진 로즈메리는 고대 그리스 시대 이래 기억력과 인지 기능 개선을 위해 사용되었다. 고대 그리스의 학생들은 시험을 치를 때 뇌 능력을 극대화할 목적으로 로즈메리를 엮어 머리에 두르기도 했다.

오늘날 학술지 《신경화학 저널》과 《네이처 신경과학 리뷰》에 발표된 연구들이 2,000여 년 전 그리스인들이 믿었던 로즈메리의 효능을 과학적으로 확인했다. 로즈메리에는 카르노스산(CA)이라는 성분이 들어 있다. CA는 항산화 기능을 하는 물질로, 뇌에서 자유 라디칼의 피해를 막아준다. 그 덕분에 뇌를 인지 장애와 알츠하이머병으로 이어질 수 있는 신경 변성과 산화 스트레스로부터 보호할 수 있다.

또한 로즈메리는 강력한 해독제로 몸에서 독소를 중화하고 제거해 전반적인 건강 상태 유지에 도움을 준다. 간 기능을 촉진하고 소화관을 청소하여 소화와 영양 흡수의 효율을 높이는 데에도 도움이 된다.

그 외에도 로즈메리는 염증을 줄여주고, 이뇨 기능이 떨어져 조직에 물이 차는 수분 저류 증상을 막아준다. 또한 나트륨, 칼륨, 염화물 등의 필수 영양소 공급에도 기여한다. 따라서 중요한 미네랄까지 전부 다 체외로 내보내는 일반 이뇨제와 차별된다. 더욱이 로즈메리는 풍미가 뛰어나며, 자연적이고 안전한 허브이므로 누구나 사용할 수 있다.

검게 볶은 커피

항산화 물질이 많이 들어 있는 또 다른 식품은 커피다. 커피 한 잔에는 1인분의 블루베리나 라즈베리 또는 오렌지보다 항산화 성분이 더 많이 들어 있다. 또 녹차에 함유된 항산화 물질의 4배에 이른다. 항산화 성분은 산화 스트레스와 자유 라디칼의 피해를 막아주는 역할을 한다.

학술지 《알츠하이머병 저널》에 발표된 한 연구 결과는 커피 속 자연 화학 물질이 카페인과 함께 알츠하이머병의 발병 및 진행을 막아준다는 것을 보여준다. 연구팀은 그 물질이 알츠하이머병의 진행을 늦추는 것으로 알려진 과립구 집락 자극 인자(GCSF) 단백질의 공급을 촉진하는 것을 확인했다고 밝혔다.

그들은 알츠하이머병에 걸리도록 유전자를 조작한 실험 쥐를 대상으로 커피의 효과를 관찰했다. 그 결과 하루 4~5잔에 해당하는 커피 농축액을 먹은 쥐들이 맹물이나 카페인 제거 커피 농축액을 먹은 쥐들보다 GCSF 수치가 훨씬 높게 나타났다.

연구팀은 GCSF가 기억력을 개선하는 세 가지 방식을 찾아냈다. 첫째, GCSF는 줄기세포의 뇌 진입을 촉진해 알츠하이머병의 특징인 유해한 베타아밀로이드 축적물을 제거한다. 둘째, GCSF

는 뇌 신경 세포의 새로운 연결을 돕는다. 셋째, GCSF는 새로운 신경 세포의 증식에 기여한다.

핀란드의 과학자들은 카페인이 사람의 인지 기능에 미치는 장기적인 영향을 알아보기 위해 다수의 대상자를 선정해 21년 동안 추적 조사한 뒤 학술지 《알츠하이머병 저널》에 그 결과를 발표했다. 연구 종료 시점에 65~79세인 1,400명이 최종 평가를 마쳤는데 그중 48명이 알츠하이머병 진단을 받았고, 61명이 그 외 다른 치매 진단을 받았다.

데이터 분석에 따르면, 중년에 커피를 보통 수준의 양으로 마신 사람들이 약간씩 마시거나 전혀 마시지 않은 사람보다 알츠하이머병에 걸릴 위험이 더 낮았다. 특히 하루 3~5잔의 커피를 마신 사람은 알츠하이머병의 발병 위험도가 65%나 낮았다.

다른 연구는 커피를 볶는 강도가 높을수록(원두의 색이 더 검게 변할수록) 건강에 더 도움이 된다는 것을 보여주었다. 색이 거메질 정도로 강하게 볶은 커피에는 약하게 볶은 커피보다 항산화 성분이 더 많이 들어 있다. 학술지 《분자영양 식품 연구》에 실린 한 논문은 강하게 볶은 커피가 약하게 볶은 커피보다 혈중 비타민 E와 항산화 물질 글루타티온의 수치를 더 효과적으로 복구해주는 것을 보여주었다. 카페인 양도 강하게 볶은 커피가 더 적다.

내가 쓴 책에 익숙한 독자라면 커피를 추켜세우는 것이 생뚱맞게 느껴질지 모른다. 나는 그동안 커피의 잠재적인 위험에 관해 자주 언급했다. 실제로 커피는 강력한 이뇨제로, 심하거나 만성적인 탈수를 일으켜 건강상의 온갖 문제를 야기할 수 있다. 또 카페인을 과하게 섭취하면 건강에 해로운 것도 사실이다.

하지만 다른 식물이나 허브처럼 커피도 적당히 마시면 건강에 이롭다. 미국인의 경우 거의 모두가 주로 커피에서 하루에 필요한 항산화 성분의 대부분을 충당하기 때문에 커피를 금하기보다는 커피 마시는 습관을 건강에 이로운 쪽으로 활용하는 방안을 찾는 것이 바람직하다.

그렇다고 카페에 가서 거품 가득하고 달달한 라테나 카푸치노를 주문하며 이를 건강에 좋다고 말할 수 있을까? 그건 아니다. 우유나 설탕, 향미료를 첨가하면 커피의 혜택은 크게 줄어든다.

다른 자연 약용 물질처럼 커피도 질이 중요하다. 요즘에는 커피를 생산하면서 살충제를 많이 사용한다. 더욱이 소비자 대다수가 원두보다는 분쇄한 커피를 구입한다. 그러나 커피를 분쇄하면 시간이 갈수록 맛과 영양이 변한다. 따라서 갓 볶아 분쇄한 커피를 염소로 표백하지 않은 필터에 내린 뒤 크림이나 설탕을 첨가하지 않고 적당량 마시는 것이 좋다. 가능하다면 유기농으로 생산해 검게 볶은 커피를 찾으라. 단, 커피의 이뇨 작용을 상쇄하려면 물을 많이 마셔야 한다.

블루베리

많은 사람이 좋아하는 블루베리는 건강에 이로울 뿐 아니라 인지력 감퇴를 막는 데에도 도움이 된다. 영국 레딩 대학의 과학자들은 3개월에 걸쳐 일반 식단에 블루베리를 추가하는 연구를 실시했다. 학술지 《자유 라디칼 생물학 및 의학》에 발표된 그들의 논문에 따르면, 첫 3주라는 짧은 기간에도 인지력과 공간 작업 과제 실행에서 개선 효과가 나타났으며, 그런 혜택은 3개월의 연구 기간 내내 지속되었다. 블루베리에 풍부하게 함유된 강력한 항산화 성분인 플라보노이드 덕분에 단기 기억과 장기 기억 둘 다 좋아진 결과였다.

플라보노이드는 폴리페놀과 마찬가지로 뇌 신경 세포의 기존 연결을 강화하고 재생을 촉진한다. 이 연구에 참여한 맷 화이트먼 박사는 다음과 같이 말했다.

"우리 연구는 블루베리를 먹는 것이 건강에 좋다는 주장을 과학적으로 입증한 동시에 앞으로 기억력과 인지력 증진에 사용될 잠재력을 가진 식단 기반 접근법을 뒷받침해준다."

딸기

미국의 소크 생물학연구소가 실시한 연구는 딸기를 비롯해 토마토, 양파, 사과, 오렌지, 포도, 복숭아, 감, 키위에 함유된 특유의 플라보노이드('피스테인'으로 불린다)도 인지 기능을 개선하고 기억 감퇴와 알츠하이머병 예방에 도움이 될 수 있다는 것을 보여주었다.

연구팀은 실험 쥐를 두 그룹으로 나눈 뒤 한 그룹에만 피스테인을 투여했다. 나머지 한 그룹은 비교를 위한 대조 그룹이었다.

그런 다음 각 그룹의 실험 쥐 앞에 두 가지 물체를 제시하며 매일 하나씩 교체했다. 쥐가 새로운 물체와 보내는 시간과 하루 전에 있던 물체와 보내는 시간을 비교함으로써 익숙한 물체를 얼마나 잘 기억하는지 조사했다. 그 결과, 피스테인을 투여한 쥐들이 대조군보다 익숙한 물체를 더 잘 기억했다.

연구팀은 피스테인이 뇌의 신경 세포 연결을 강화할 뿐 아니라 새로운 신경 세포 생성을 촉진한다고 결론 내렸다. 블루베리에 함유된 플라보노이드와 같은 효과를 낸 것이다. 또 피스테인은 강력한 항산화 물질로, 뇌의 산화 스트레스와 알츠하이머병에서 나타나는 것과 같은 신경 변성도 막아준다.

과일과 과일 주스

'KAME 프로젝트'로 알려진 역학 조사에 따르면, 과일 주스를 마시는 사람이 마시지 않는 사람보다 알츠하이머병의 위험이 훨씬 낮다. 연구팀은 일본 및 미국 하와이주와 워싱턴주에 거주하는 일본인 약 2,000명의 상태를 10년 동안 관찰했다. 대상자들은 1992년 신체검사를 받았고, 이후 2년마다 인지 검사를 받았다.

연구팀은 흡연, 학력, 신체 활동 수준 등의 요인을 배제한 뒤 과일 주스를 일주일에 최소 세 차례 마신 사람이 전혀 마시지 않은 사람에 비해 알츠하이머병의 발병 위험도가 76% 낮다는 사실을 확인했다. 일주일에 한두 차례만 마신 사람의 경우에는 위험도가 16% 낮았다. 이러한 혜택은 알츠하이머병과 관련된 유전표지자 검사에서 양성 반응을 보인 사람에게서 특히 더 잘 나타났다.

연구팀은 과일에 함유된 폴리페놀이라는 강력한 항산화 물질이 뇌를 산화 스트레스에서 효과적으로 보호하여 알츠하이머병으로 이어지는 신경 변성을 막아준다고 결론지었다. 하지만 이런 폴리페놀은 주로 과일 껍질에 많다는 사실을 잊지 말아야 한다. 껍질을 벗겨내면 폴리페놀이 사라지므로 통째로 주스로 만들어 마시는 것이 좋다. 껍질째 먹기 위해서는 반드시 유기농 과일을 선택해야 한다. 안 그러면 유해한 농약 성분 때문에 제대로 혜택을 누릴 수 없다.

한국 과학자들은 학술지 《식품과학 저널》에 발표한 논문에서 과일에 함유된 다른 항산화 물질도 뇌세포의 괴사와 알츠하이머병으로 이어지는 산화 스트레스를 막는 데 도움이 될 수 있다고 보고했다. 연구팀은 쥐의 앞뇌에서 추출한 세포를 다양한 과일 추출물로 처리한 다음 과산화수소에 노출시켜 산화 스트레스가 일어나게 했는데, 그 세포들은 과일 추출물로 처리되지 않은 세포들보다 산화 피해가 적은 것으로 확인되었다. 사과, 오렌지, 바나나 추출물이 가장 효과가 컸다.

또 다른 연구에서는 레몬과 라임, 오렌지에 풍부하게 함유된 플라보네스 헤스페리딘, 헤스페레틴, 네오헤스페리딘도 그와 비슷하게 뇌세포를 산화 스트레스의 피해로부터 막아주는 것으로 밝혀졌다.

사과

"하루 사과 한 알이면 병원에 갈 일이 없다"라는 말이 있듯이 오래전부터 인류는 사과를 건강에 유익한 과일로 여겼다. 실제로 신선한 사과와 사과 주스는 뇌 건강을 유지하고, 떨어지는 기억과 인지 기능을 개선할 수 있다.

사과에는 항산화 성분과 플라보노이드가 풍부하다. 그런 성분은 블루베리를 비롯한 다른 과일에 들어 있는 성분들과 마찬가지로 뇌에서 스트레스와 자유 라디칼의 결과로 생기는 염증과 산화를 줄여 뇌 건강을 증진할 수 있다. 또 매일 사과를 한두 개씩 먹으면 신경 전달 물질인 아세틸콜린 수준이 증가한다. 아세틸콜린은 감각 인식과 운동을 관장하는 신경 신호에 영향을 미친다.

사과에 들어 있는 항산화 성분은 뇌세포의 괴사와 기능 장애를 일으키는 독소를 제거하는 데에도 기여한다. 그러므로 알츠하이머병과 긴밀하게 관련된 베타아밀로이드 단백질이 줄어든다. 베타아밀로이드는 괴사한 뇌 조직 덩어리를 둘러싼 단백질이다. 따라서 항산화 물질 덕분에 뇌에 괴사한 조직이 적어지면 그 단백질이 줄어든다.

매사추세츠 대학 세포 신경생물학 및 신경 변성 연구센터의 연구팀이 2006년 학술지 《알츠하이머병 저널》에 발표한 연구는 먼저 실험 쥐를 대상으로 사과 주스 섭취의 효과를 관찰했다. 토머스 시어 박사가 이끈 연구팀은 사과 주스가 신경 세포를 산화 스트레스와 노화로부터 보호하고, 뇌에서 기억력을 개선하며, 신경 세포 사이의 신호 전달을 용이하게 해주는 화학 물질의 생산을 촉진할 수 있다고 결론지었다.

10년에 걸쳐 진행된 여러 차례의 실험을 통해 내린 결론이었다. 연구팀은 먼저 실험 쥐를 두 그룹으로 나눈 뒤 한 그룹에는 하루에 사람이 마시는 주스 두 잔에 해당하는 사과 주스 농축액을 먹이고, 나머지 한 그룹에는 주스를 전혀 주지 않았다. 그 결과 주스를 먹지 않은 쥐들의 뇌는 빨리 노화했지만 사과 주스를 섭취한 쥐들은 뇌 기능이 더 좋게 오래 유지되었다는 사실을 미로 통과 실험을 통해 확인할 수 있었다. 또한 사과 주스를 섭취한 쥐의 뇌에서는 베타아밀로이드 단백질도 더 적게 발견되었다.

시어 박사와 그의 연구팀은 쥐를 대상으로 수년 동안 실험한 뒤 72~93세의 알츠하이머병 환자 21명을 대상으로 사과 주스의 효과를 알아보는 임상 시험을 실시했다. 그 결과 한 달 동안 매일 사과 주스 약 250ml를 마신 환자들이 불안과 동요, 망상 증상을 적게 겪은 것으로 나타났다. 연구 종료 시점이 되었을 때 그들의 행동 문제와 정신병 증상은 27%나 감소했다. 환자들의 기분도 좋아졌고 전반적인 기능이 개선되었다.

시어 박사는 10년간의 연구를 마치면서 일주일에 사과 주스 세 잔만 마셔도 알츠하이머병에 걸릴 위험을 최대 75%까지 줄일 수 있다고 결론 내렸다. 그뿐 아니라 사과가 심장을 보호하고, 체중을 관리하며, 염증을 줄이는 데에도 도움이 된다는 것을 보여주는 증거는 지금도 계속 쏟아져 나오고 있다.

그렇다고 사과 주스가 전부 그런 효과를 보인다는 뜻은 아니다. 살균 가공된 사과 주스에는 신선한 유기농 사과를 주스로 만든 것과 똑같은 영양 성분이 들어 있지 않다. 효과를 극대화하려면 직접 사과 주스를 짜서 마시는 것이 좋다. 속과 씨, 껍질이 있는 그대로 썰어 저속 주스 추출기에 넣으면 된다. 저속 주스 추출기를 사용하면 소화 기관에서 영양분 흡수에 방해되는 과잉 섬유질을 제거할 수 있고, 유익한 자연 효소를 그대로 보존할 수 있다 (고속 믹서기에서는 효소가 파괴될 수 있다).

시중에서 파는 사과는 살충제 오염이 심하기 때문에 가격이 비싸도 유기농 사과를 사는 것이 좋다. 구입하는 사과가 어디에서 생산되었는지 파악하고, 살충제 사용 여부도 면밀히 확인해야 한다.

포도와 코코아 그리고 녹차의 공통점

영국 런던 킹스 칼리지의 연구팀에 따르면 포도와 코코아, 녹차에 풍부한 항산화 물질이 알츠하이머병으로 이어지는 뇌세포 손상과 변성을 크게 줄일 수 있다. 킹스 칼리지 울프슨 노화질병센터의 로버트 윌리엄스 박사가 이끈 연구팀은 이 세 가지에 들어 있는 플라보노이드인 에피카테킨의 효과를 조사했다.

에피카테킨은 혈액-뇌 장벽을 쉽게 통과하기 때문에 뇌의 산화 스트레스를 완화하는 데 특히 효과적이다. 윌리엄스 박사는 "우리 팀의 연구 결과는 플라보노이드가 풍부한 식품이나 건강

기능식품을 섭취하면 치매의 발생과 진행을 억제할 수 있다는 일반적인 개념을 과학적으로 뒷받침해준다"라고 말했다.

이미 알아챘겠지만 알츠하이머병 예방에 도움이 되는 슈퍼푸드의 한 가지 특징은 과일이 주를 이룬다는 사실이다. 과일을 먹음직스럽게 만드는 짙은 색과 맛이 우리 몸의 치유를 돕고 건강을 유지하게 해주는 바로 그 성분이다. 이처럼 자연은 우리가 받아들이기만 하면 놀라운 능력으로 우리의 웰빙을 지켜준다.

윌리엄스 박사가 이끈 연구는 포도와 녹차, 코코아에 들어 있는 자연 성분이 뇌세포의 정상 기능을 유지하고, 변성된 뇌세포를 둘러싸는 베타아밀로이드 플라크의 생성을 막는 데 도움이 될 수 있다는 점을 시사한다. 학술지《신경과학 저널》에 발표된 이 연구는 뇌에서 베타아밀로이드 플라크를 생성하기 쉽도록 유전자를 조작한 실험 쥐를 대상으로 진행되었다.

연구팀은 실험 쥐를 두 그룹으로 나누어 한 그룹에는 사료에 포도씨 추출물을 첨가해 먹이고, 나머지 그룹은 대조군으로 일반 사료를 먹였다. 포도씨 추출물이 인지 기능에 어떤 영향을 주는지 확인하기 위해서였다. 그 결과 폴리페놀이 풍부한 포도씨 추출물을 먹은 쥐들이 대조 그룹에 비해 인지 기능 저하가 경미했고 뇌의 베타아밀로이드 플라크도 적었다. 공간 기억 검사에서도 대조 그룹의 쥐들에 비해 높은 점수를 얻었다.

에피카테킨이나 카테킨 같은 폴리페놀은 포도(와인 포함)와 녹차, 코코아에 풍부하게 들어 있다. 폴리페놀 중에서도 레스베라

트롤은 아주 많은 양을 섭취해야 베타아밀로이드 플라크를 줄일 수 있지만 에피카테킨과 카테킨은 적은 양으로도 같은 효과를 낸다. 포도와 녹차, 코코아는 매일 편하게 또 맛있게 섭취하면서 인지 건강을 증진할 수 있는 좋은 식품이다.

버드 알츠하이머병 연구소의 게리 아렌대시 박사는 이렇게 말했다.

"뇌 연구자들은 이제야 뇌 기능에 실질적인 건강 혜택을 제공하는 자연 물질의 잠재력을 깨닫기 시작했다. 그들이 궁극적으로 얻을 수 있는 교훈은 무엇이든 자연을 능가할 수 없다는 것이 아닐까 싶다."

석류 주스

학술지 《질병 신경생물학》에 발표된 한 연구는 석류 주스를 마시면 베타아밀로이드 플라크 생성을 촉발하는 뇌의 염증을 절반이나 줄일 수 있다는 것을 보여주었다.

미국 캘리포니아주 소재 로마린다 대학의 연구자들은 뇌에 베타아밀로이드 플라크를 형성하기 쉽도록 유전자를 조작한 실험 쥐를 두 그룹으로 나누어 한 그룹은 사료에 물만 더해 주고, 나머지 그룹은 시중에서 판매하는 것과 비슷한 농도의 석류 주스를 사료에 첨가해 주었다.

그런 다음 미로 통과 실험을 했는데, 석류 주스를 먹은 쥐들은 대조 그룹보다 미로 통과 시간이 평균 35% 더 빨랐다. 미로에서 좀 더 빠른 길을 찾는 능력도 보였다.

또 석류 주스를 먹은 쥐들의 뇌에 형성된 베타아밀로이드 플라크도 대조 그룹에 속한 쥐들의 절반 정도였다.

연구팀은 석류 주스에 산화 스트레스와 염증을 줄이는 폴리페놀이 풍부해 그런 결과가 나온 것으로 추정했다. 석류 주스는 맛도 좋아 부담 없이 즐길 수 있다.

감초

감초 뿌리에 들어 있는 리퀴리티게닌(LQ)도 뇌세포의 변성을 막는 데 도움이 될 수 있다. 사우스캐롤라이나 대학 연구팀은 이 물질이 신경 조직에 어떤 영향을 주는지 관찰했다.

LQ는 에스트로겐 호르몬을 모방한 식물성 피토에스트로겐의 일종이다. 피토에스트로겐은 체내에서 알파 에스트로겐 수용체와 결합하는 것과 베타 에스트로겐 수용체와 결합하는 것으로 나뉜다. 콩에 들어 있는 것과 같은 이런 물질의 대부분은 알파 에스트로겐 수용체와 결합한다. 그러나 LQ는 특이하게도 뇌세포에서 발견되는 베타 에스트로겐 수용체와 결합한다.

흥미롭게도 감초에 함유된 LQ는 고대 중국에서 완경기 여성들을 치료하는 약으로 사용되었다. 연구팀은 LQ의 경우 체내 흡수와 활용이 쉬워 뇌 기능 개선에 희망이 있다고 덧붙였다.

견과류

견과류와 씨앗류는 자연에 풍부하게 존재하는 또 다른 효과 좋은 뇌 건강 식품이다. 연구에 따르면, 이 맛있는 간식은 기분 개선만이 아니라 인지 기능 강화에도 도움이 된다. 차분함과 평온함을 느낄 뿐 아니라 좀 더 명료하게 생각할 수 있도록 해준다는 뜻이다.

흥미롭게도 대표적인 건강 견과류 중 하나인 호두는 우리의 뇌를 빼닮기도 했다. 뇌의 훌륭한 영양원인 비타민 E와 비타민 B_6만 아니라 오메가3와 오메가6 지방산도 들어 있는 견과류에 잘 어울리는 모습이다. 오메가3 지방산이 많이 함유된 또 다른 식품은 아마씨다. 아마씨는 음식을 조리할 때 갈아서 뿌리기에 좋다. 이런 지방산들은 일반 의약품과 달리 부작용이 전혀 없고 기분 개선과 건강 증진에 도움이 된다.

일부 견과류와 씨앗은 세로토닌 수치도 높여준다. 세로토닌은 기분을 포함해 전반적인 웰빙을 개선할 수 있는 호르몬이다. 스트레스를 줄여주고 배부른 느낌을 유도해 체중 관리에도 도움이 된다. 세로토닌 분비 촉진에 기여하는 씨앗으로는 볶은 호박씨와 해바라기씨 등이다. 해바라기씨에는 비타민 B의 일종으로 기억과 인지 기능에 필요한 영양소인 티아민도 풍부하다.

그보다 더 많은 도움이 되는 견과류는 캐슈너트, 아몬드, 피칸 등이다. 캐슈너트는 혈관을 넓혀 뇌의 혈액 순환을 촉진하는 마그네슘이 풍부하다. 아몬드에는 아미노산의 일종인 페닐알라닌이 듬뿍 들어 있다. 페닐알라닌은 통증 완화와 기분 개선에 관여하는 신경 전달 물질인 도파민, 아드레날린, 노르아드레날린의 수치를 높여주고 뇌의 염증도 줄여준다. 또 전반적인 뇌 기능에 도움이 되는 리보플라빈도 아몬드에 풍부하게 함유되어 있다. 피칸에는 콜린이 많이 들어 있다. 콜린은 중요한 신경 전달 물질인 아세틸콜린의 생산에 필수적이다. 나이가 들수록 아세틸콜린 생산은 줄어든다. 따라서 기억 기능과 뇌 발달에 좋은 콜린을 식품으로 섭취하면 뇌 건강을 유지하고 신경 변성 질병을 예방하는 데 큰 도움이 된다.

견과류와 씨앗류에는 필수 영양소인 붕소도 많다. 심리학자 제임스 펜랜드 박사의 실험에 따르면, 미량 미네랄인 붕소는 뇌의 전기 활동에 영향을 미친다. 붕소 수치가 너무 낮으면 정신적인 기민성이 떨어질 수 있다.

오메가3 지방산

지금까지 지방산을 여러 차례 거론했는데, 그럴 만한 이유가 있다. 오메가6 지방산은 옥수수 같은 식품에 풍부하게 함유되어 있기 때문에 우리가 부족함을 느끼지 않지만 오메가3 지방산은 심각할 정도로 부족한 사람이 많다. 알츠하이머병을 비롯한 뇌 관련 질환이 증가한 것은 우리 식단에서 오메가3 지방산이 부족하다는 사실과 분명히 관련 있다.

오메가3 지방산은 도코사헥사엔산(DHA)으로도 불린다. 세포막의 유동성을 늘려 뇌 신경 세포 사이의 신호 전달을 촉진하기 때문에 건강한 뇌 기능에 필수적인 영양소다. 그래서 오메가3 지방산이 지속적으로 부족하면 뇌의 신호 전달이 제대로 이루어지지 않는다. 그 결과 단기적으로는 인지력이 떨어지고 장기적으로는 심각한 신경 변성이 나타난다.

오메가3 지방산은 생선과 해조류, 호두와 아마씨 등 흔치 않은 식품(특히 미국에서 그렇다)에 풍부하기 때문에 충분히 섭취할 수 있는 사람이 많지 않다. 하지만 이 지방산을 섭취하지 않으면 알츠하이머병을 포함해 기억과 인지 기능을 손상하는 신경 변성 질병에 취약해진다.

오메가3 지방산이 부족하면 뇌세포의 세포막이 정상적으로 기능하는 데 필요한 영양소가 공급되지 않아 세포 사이의 신호 전달이 제대로 이루어지지 않는다. 그에 따라 기억 상실, 주의력 결핍 장애, 자폐증, 우울증, 양극성 장애, 조현병, 알츠하이머병의 위험이 증가한다. 자동차처럼 우리 뇌도 인지력과 기능을 최적화하려면 올바른 오일과 연료가 필요하다.

또한 오메가3 지방산은 강력한 항산화 작용으로 뇌와 신체 전반의 염증을 줄여준다. 일본에서 실시된 여러 연구는 알츠하이머병 환자가 오메가3 지방산을 건강기능식품으로 복용했을 때 행동과 언어 기능이 개선되고 우울증도 완화되는 것을 보여주었다. 물론 알츠하이머병 환자가 아닌 사람도 기억과 인지력 개선을 원할 경우 오메가3 지방산이 도움이 될 수 있다.

다른 유익한 지방산들

뇌세포의 세포막에서 유동성을 늘리고 뇌 기능을 유지하는 데 도움이 되는 또 다른 필수 지방산은 포스파티딜세린(PS)이다. 우리 몸은 뇌세포의 세포막에서 아세틸콜린과 도파민 같은 중요한 신경 전달 물질이 잘 방출되도록 하기 위해 PS를 사용한다. 정상적인 경우 우리 몸은 자연적으로 PS를 충분히 생산한다.

그러나 나이가 들면 우리 몸이 만들어내는 PS가 줄어들기 시작한다. 특히 오메가3와 오메가6 같은 필수 지방산이나 엽산과 비타민 B_{12} 같은 필수 비타민이 부족할 때 PS 결핍 문제는 더욱 심각해진다. 그로 인해 비교적 가볍게 나타나는 뇌의 비효율성과 정신적 둔화부터 우울증, 파킨슨병, 치매, 알츠하이머병 같은 심각한 질병에 이르기까지 다양한 신경계 질환이 생길 수 있다.

PS를 보충 섭취하면 이런 문제의 완화에 도움이 된다. PS는 뇌세포의 세포막 기능을 복구하여 신경 전달 물질인 도파민과 세로토닌의 수치를 높이고, 스트레스 호르몬인 코르티솔의 수치를 낮춘다. 또한 새로운 세포의 성장을 촉진하고, 기존 신경 세포의 연결을 강화하며, 전반적인 뇌의 활동을 향상시킬 수 있다. 뇌의 노폐물 제거에도 기여해 뇌 조직의 독소 축적을 줄여준다.

여러 임상 연구에서 PS는 노화와 관련된 기억 감퇴만이 아니라 알츠하이머병에 따르는 인지 장애를 역전시키거나 완화하는 데 도움이 되는 것으로 나타났다. 그중 한 연구는 알츠하이머병 환자들이 3개월에 걸쳐 매일 PS 100mg을 건강기능식품으로 복용했을 때 인지 기능이 나아지는 것을 보여주었다. 알츠하이머병 환자가 하루에 PS 400mg을 복용했을 때 효과가 더 크다는 다른 연구 결과도 있다.

PS 보충제는 과거엔 소의 뇌에서 추출했기 때문에 윤리적으로, 또 건강에도 많은 문제가 있었다. 특히 채식주의자나 광우병을 우려하는 사람들이 강한 거부감을 드러냈다. 하지만 지금은 대두에 함유된 레시틴을 효소로 처리하는데, 거기서 생성되는 포스파티딜콜린을 PS로 전환할 수 있다.

소의 뇌에서 추출하는 PS는 포화 지방산이나 단일 불포화 지방산이지만 콩을 재료로 만든 PS 보충제는 더 윤리적이고 건강상 안전할 뿐 아니라 다불포화 지방산 형태를 띠며, 오메가3 지방산도 소량 포함하고 있다.

이 같은 PS 보충제의 효능에 관한 과학적인 증거는 계속 늘어나는 중이다. 놀라운 혜택과 부작용이 없는 안전성을 입증하는 연구 결과가 많이 나오고 있다. 효과를 극대화하려면 소의 뇌에서 추출한 PS 보충제보다는 콩을 재료로 만든 PS 건강기능식품을 선택하기 바란다.

생선

생선은 오래전부터 건강에 이로운 식품으로 널리 인정받았다. 물론 거기에는 신경계 건강도 포함된다. 매주 구운 생선을 먹는 사람은 전반적으로 뇌 건강이 좋고, 뇌 용적을 더 잘 유지하며,

가벼운 인지 장애부터 알츠하이머병까지 다양한 뇌 질환의 위험이 낮다는 일화적 증거가 지난 수 세기 동안 쏟아졌다. 최근 피츠버그 대학의 연구는 그런 사실을 과학적으로 입증했다.

피츠버그 대학병원과 피츠버그 대학 의과대학원의 사이러스 라지 박사가 주도한 이 연구는 인지력에 문제가 없는 사람 260명을 대상으로 그들의 식습관을 관찰했다. 그들 중 절반 이상이 매주 1~4차례 생선을 섭취했다. 전체적으로 약 160명이 매주 생선을 먹었다.

뇌의 대부분을 구성하는 조직인 회백질을 보존해야 인지 기능이 유지된다. 따라서 연구팀은 생선을 자주 섭취하면 자연건강 지혜가 말해주듯이 실제로 뇌 용적이 유지될 수 있는지를 확인하고자 했다.

그들은 3차원 용적 측정 MRI 기술로 연구 대상자 전원의 뇌를 10년에 걸쳐 측정한 다음, 생선을 많이 섭취한 사람이 해당 기간에 뇌의 회백질을 더 잘 보존하는지 검토했다. 데이터 분석에서 그들은 나이, 성별, 학력, 인종, 비만 여부, 신체적 활동 수준, 그리고 알츠하이머병 위험과 관련 있는 APOE-4 유전자의 존재 여부 등 관련 인자들을 감안했다. 또 연구 대상자들은 기억력 검사를 받고 인지력을 측정하는 문진표를 작성했다.

연구 결과는 구운 생선(튀긴 생선은 제외)을 매주 섭취하면 알츠하이머병이 공격 표적으로 삼는 부위에서 회백질을 보존하는 데 실질적으로 도움이 된다는 사실을 확인해주었다. 한마디로 뇌 위축을 중단시켰다는 뜻이다. 라지 박사는 다음과 같이 말했다.

"구운 생선을 먹으면 뇌 회백질의 신경 세포가 더 크고 건강해진다. 이 간단한 식습관이 뇌의 저항력을 키워 알츠하이머병에 걸릴 위험을 낮춘다."

또 생선을 자주 섭취한 사람들은 그렇지 않은 사람들에 비해 작업 기억도 더 나은 것으로 나타났다. 연구팀은 그 데이터를 바탕으로 뇌의 회백질 용적을 5년만 유지해도 알츠하이머병에 걸릴 위험이 5분의 1로 줄어든다고 추산했다.

그러나 유의해야 할 점이 있다. 생선 섭취의 건강상 혜택은 놀랍지만 해양 오염이 심한 사실을 고려할 때, 생선의 원산지를 주의 깊게 살펴보는 것이 무엇보다 중요하다. 현재 상업적으로 판매되는 생선은 수은에 심하게 오염되어 있다. 그런 생선을 섭취하면 혜택은커녕 독소로 인해 더 많은 문제를 겪게 된다.

갈수록 오염되지 않은 생선을 찾기 어려워지는 상황에서 많은 사람이 위험한 수은에 노출되지 않고 생선의 건강 혜택을 누릴 수 있는 방법이 없는지 궁금해한다. 해양 오염 때문에 생선도 마다하는 채식주의 생활 방식을 선호하는 사람들이 많다. 나도 그중 한 명이다.

다행히 해산물 중 미네랄이 풍부한 자연식품이 일부 있다. 그중에서는 해양 식물 플랑크톤이 단연 최고다. 식물 플랑크톤은 바닷물에 서식하는 가장 작은 조류로 대왕고래, 북극고래, 수염고래, 쇠고래, 혹등고래 등 몸집이 거대한 포유류와 어류의 기본적인 먹이다.

식물 플랑크톤은 햇빛과 미네랄과 이산화탄소를 혼합해 수많은 동물의 먹이로 변화시키는 놀라운 능력을 갖고 있다. 아울러 많은 연구에 따르면, 식물 플랑크톤은 지구상에서 가장 풍부한 필수 지방산의 출처로 생선 오일이나 크릴 오일보다 오메가3 지방산을 훨씬 더 효율적으로 공급해준다.

해양 식물 플랑크톤은 90가지 이상의 이온 미네랄과 아주 적은 양의 미네랄을 함유하고 있으며, 강력한 항산화 성분과 비타민, 단백질로 가득하다. 이 때문에 지구상에서 가장 완전한 자연식품 중 하나로 꼽힌다. 또한 적혈구 정도의 크기여서 세포 차원에서 쉽게 흡수된다. 액상 추출물로 섭취하면 흡수가 더 잘된다. 나는 건강 증진 목적으로 해양 식물 플랑크톤 복용을 10년 넘게 추천하고 있다.

해양 식물 플랑크톤 외에도 오메가3 지방산이 풍부한 식품이 많다. '바다의 잡초'로 불리는 대형 조류 해조나 호두 같은 특정 견과류가 대표적이다.

기적의 자연치료제 아스타잔틴

그렇다면 무엇이 해양 식물 플랑크톤을 그토록 효과적으로 만드는 것일까? 비결은 미세 조류에 함유된 불그스름한 카로티노이드 성분인 아스타잔틴에 있다. 이 성분이 생선과 갑각류로 들어가면 강력한 항산화 물질로 작용하여 산화 스트레스에서 비롯되는 심장병과 암 같은 만성 질환(당연히 알츠하이머병도 포함된다)을 예방하고 치료하는 데 도움이 된다.

아스타잔틴은 자연건강 전문가들 사이에서 기적의 자연치료제로 불린다. 당뇨 전 단계에 있는 환자의 혈당 수치를 내려주고, 면역 기능을 향상시키며, 생식력을 강화하고, 천식 발작을 막아주며, 눈 건강을 지켜주고, 피부를 탄력 있게 만들어주며, 천연 자외선 차단제 역할을 하는 등 다양한 혜택을 제공하기 때문이다. 최근에는 아스타잔틴이 알츠하이머병 예방에도 도움이 되는 것으로 밝혀졌다.

학술지《미국 심장학 저널》에 발표된 연구에 따르면, 건강기능식품으로 아스타잔틴을 매일 복용하면 신경 변성과 치매로 이어지는 진행성 손상을 줄일 수 있다. 아스타잔틴의 강력한 항산화 작용은 만성 염증을 줄이고, 심장 혈관을 이완시켜 혈압을 낮추어 뇌의 미세한 혈관을 포함해 신체 전반의 혈류를 개선한다.

아스타잔틴은 또 세포 기능에 의해 생성되는 부산물(포도당 대사 장애를 초래할 수 있다)을 줄임으로써 당뇨병과 그에 따른 심각한 신경 장애를 예방하고 완화하는 데 도움이 된다. 그 외에도 아스타잔틴은 산화 스트레스 표지자를 감소시켜 염증 수치를 낮추고 전반적으로 건강한 기능을 유지해준다.

《영국 영양학회지》에 발표된 한 연구는 아스타잔틴이 알츠하이머병의 발병을 막고 진행을 늦추는 데 상당한 도움이 될 수 있음을 확인했다. 알츠하이머병의 표지자 중에는 과도하게 높은 혈중 인지질 하이드로과산화물(PLOOH) 수치가 포함된다. PLOOH 수치가 지나치게 높으면 자유 라디칼에 의한 뇌 손상이 발생해 회백질이 위축되면서 치매가 나타날 수 있다.

이 연구에서 대상자들은 12주 동안 매일 아스타잔틴 6~12mg을 복용했다. 그처럼 짧은 기간에 소량을 복용했는데도 그들의 PLOOH 수치는 50% 정도 낮아졌고 뇌의 산화 스트레스 수치도 현저히 줄어들었다.

아스타잔틴은 미세 조류에서 추출한 뒤 액상 형태로 농축했을 때 자연 세계의 가장 강력한 항산화제(비타민 E보다 550배 더 강하다)가 될 수 있다. 아울러 아스타잔틴은 지용성이라 뇌의 회백질 같은 지방이 많은 조직에 직접 흡수되어 효과가 극대화된다.

그런데도 제약업계 대기업들은 왜 이처럼 자연적이고 안전하며 효과가 뛰어난 물질에 손대지 않았을까? 아스타잔틴은 미세 조류에서 자연적으로 생성되는 식물성 영양소이기 때문에 특허를 낼 수 없다. 대형 제약사들은 비정하다. 특허를 통해 막대한 수익을 올릴 수 없는 물질이라면 소비자의 건강에 아무리 큰 도움이 된다 해도 관심을 갖지 않는다.

다행히 자연건강을 신뢰하는 우리 같은 사람들은 제약업계가 아스타잔틴의 놀라운 건강 효능을 인정할 때까지 기다릴 필요 없이 건강기능식품으로 시판되는 아스타잔틴을 복용하면 된다. 지용성 아스타잔틴의 체내 순환을 극대화하는 좋은 방법은 코코넛 오일이나 올리브 오일 같은 건강에 유익한 지방과 함께 복용

하는 것이다. 한 번에 많은 양을 복용하기보다는 하루에 여러 차
례로 나누어 먹어야 효과적이다. 복용량은 하루 4~16mg이 바
람직하다.

비타민 E의 이중 혜택

비타민 E가 심장병과 암 예방에 좋다는 사실은 이미 잘 알려졌
다. 그리고 이 비타민이 알츠하이머병의 예방에도 놀라운 효과가
있다는 사실이 밝혀졌다. 6년에 걸쳐 실시된 한 연구에서 혈중
비타민 E 수치가 높은 사람은 알츠하이머병에 걸릴 위험이 55%
낮은 것으로 나타났다. 이는 비타민 E의 강력한 항산화 작용에서
연유한다. 앞서 여러 차례 설명했듯이 항산화 물질은 자유 라디
칼의 중화와 산화 스트레스의 완화에 도움이 된다.

'토코페롤'이라고도 불리는 비타민 E는 두 종류의 이성질체(異
性質體)를 갖고 있다. 하나는 체내에서 새로운 자유 라디칼의 생성
을 억제하는 알파 토코페롤이고, 다른 하나는 체내에 이미 존재
하는 자유 라디칼을 중화하는 데 필요한 감마 토코페롤이다. 이
두 가지 이성질체가 서로 협력하면서 체내의 염증을 줄여준다.

비타민 E는 건강상의 혜택이 잘 알려졌기 때문에 많은 사람이
건강기능식품으로 보충하거나 이 비타민을 충분히 섭취할 수 있
는 음식을 찾는다. 하지만 대부분의 비타민제는 알파 토코페롤만
들어 있다. 이 때문에 식단을 바꾸지 않고 건강기능식품으로만
비타민 E를 보충하면 충분한 혜택을 얻지 못한다. 감마 토코페롤

이 풍부한 식품은 견과류, 씨앗류, 천연 오일 등이다.

건강기능식품으로 시판되는 비타민 E제는 일반적으로 한 알에 알파 토코페롤 400mg이 들어 있다. 따라서 최대한 효과를 보려면 100~400mg의 감마 토코페롤을 추가로 복용하여 균형을 맞추는 것이 중요하다. 그렇지 않으면 이 놀라운 영양소가 우리에게 주는 혜택을 온전히 누릴 수 없다.

기타 허브, 식품, 보충제

바람직하지 않은 생활 습관 때문에 발생하는 산화 스트레스가 우리 뇌 기능에 필수적인 신경 전달 물질 아세틸콜린의 수치를 떨어뜨리지만 자연적으로도 중년에 이르면 아세틸콜린이 감소하기 시작한다. 이 문제는 건강기능식품으로 콜린 복합체를 보충하거나 아세틸콜린의 생성에 관여하는 영양소가 들어 있는 식단으로 바꾸면 해결된다.

특히 은행과 인삼에 그런 영양소가 많이 함유되어 있다. 은행과 인삼은 그 외에도 수많은 건강상의 혜택을 제공하기 때문에 여기서 자세히 다루기에는 무리다. 대마씨, 아마씨, 치아씨도 아세틸콜린 생성에 도움이 된다.

이런 여러 강력한 슈퍼푸드 외에 자연건강 전문가들이 제시하고 과학이 입증한 허브나 보충제가 많다. 몇 가지를 추려 소개하면 다음과 같다.

- 니아신아미드(비타민 B₃): 2008년 캘리포니아 대학(어바인 캠퍼스)의 연구에서 고용량 니아신아미드가 알츠하이머병에 걸린 실험 쥐의 인지 기능 복구에 상당한 효과가 있는 것으로 나타났다. 그 후 사람을 대상으로 한 연구가 시작되었다.

- 올리고메릭 프로안토시아니딘 복합제(OPC): 일본에서 실시된 한 연구는 OPC가 인지 장애를 가진 동물의 기억 기능을 개선한다는 것을 보여주었다. OPC는 계피, 코코아, 소나무 껍질, 사과, 빌베리, 크랜베리, 블랙커런트, 포도, 레드 와인, 차에도 함유되어 있다. OPC가 가장 많이 들어 있는 과일은 블랙초크베리다.

- 알파 리포산(ALA): 항산화 작용으로 산화 스트레스를 완화하고, 세포 성장을 촉진하며, 뇌 기능에 필수적인 아세틸콜린 수치를 높여주는 것으로 알려졌다. 따라서 알츠하이머병의 발병 위험을 낮추는 데 도움이 된다. ALA는 커큐민과 오메가3 지방산 등 다른 항산화제나 슈퍼푸드, 영양 보조 물질과 함께 복용하면 특히 효과가 좋다.

- 툴시(홀리 바질): 일반 바질의 사촌 격으로 오래전부터 아유르베다 의학에서 건강 회복을 위해 쓰이고 있다. 인도에서 실시된 연구에서는 툴시가 우리 몸을 자유 라디칼로부터 보호해줄 뿐 아니라 생성된 자유 라디칼을 제거한다는 사실이 확인되었다.

- 허브차: 필수 영양소가 듬뿍 들어 있다. 스트레스 완화와 기

분 개선에 도움이 된다.

- 실리카: 알츠하이머병 예방에 도움이 될 수 있다.
- 후페르진(휴퍼진): 뇌 기능에 필수적인 신경 전달 물질 아세틸콜린을 분해하는 효소를 억제함으로써 신경 세포의 신호 전달 기능을 보호한다.
- 살충제 잔류가 의심되는 식품과 아스파탐이나 글루탐산 모노나트륨(MSG) 같은 신경 흥분 독소가 들어 있는 식품을 피하라. 흔히 식품 라벨에서는 아스파탐과 MSG를 다른 명칭으로 표기하여 소비자들이 혼동하거나 속기 쉽다. 따라서 그들이 어떤 이름을 대신 사용하는지 잘 기억하고, 될 수 있는 한 가공하지 않은 자연식품과 유기농 식품을 선택하라.

제5장

운동과 생활 습관 개선으로 알츠하이머병 예방하기

"운동할 시간이 없으면 병에 걸릴 시간이 생긴다"라는 말이 있다. 우리가 앓는 질병의 대다수는 합리적인 식습관과 활동적인 생활 방식만으로도 예방이 가능하지만 사람들은 이처럼 쉽게 할 수 있는 일을 무시하여 엄청난 대가를 치른다. 현대의 가장 어처구니없는 비극 중 하나다.

알츠하이머병 환자는 향후 30년 안에 3배로 늘어날 전망이다. 왜 그럴까? 우리 사회와 사람들이 식습관과 신체적 활동, 교육 등 비교적 쉽게 교정할 수 있는 요인들을 무시하기 때문이다. 우리가 각성하여 우리 건강을 스스로 책임지려 하지 않고 현 상태에 안주한다면 그 결과는 불을 보듯 뻔하다. 운동을 포함한 건강한 생활 습관이 알츠하이머병에 걸릴 위험을 절반이나 줄일 수 있다는 사실을 알고도 옛 습관을 고집할 것인가?

학술지 《랜싯 신경학》에 발표된 한 연구는 전 세계의 알츠하이머병 관련 논문 수십 건을 분석한 결과, 교정 가능한 위험 인자 중 가장 중요한 여섯 가지를 확인했다.

흡연, 저학력, 신체 활동 부족, 우울함, 중년 고혈압, 당뇨병과 중년 비만이었다. 그중 흡연(담배를 구입하지 않으면 피할 수 있다)과

저학력(정규 학교 교육만이 아니라 도서관과 인터넷 같은 공공적으로 접근 가능한 다른 방식으로도 보충할 수 있다)을 제외하면 나머지는 전부 운동 부족과 관련이 있다.

연구팀의 추정에 따르면, 이 여섯 가지 위험 인자가 미국 전체의 알츠하이머병 발생 건수 가운데 절반 이상을 차지한다(당시 미국의 알츠하이머병 환자는 300만 명에 달했다). 연구를 이끈 데버라 반스 박사는 "우리가 얻은 결론은 신체 활동 강화와 금연 같은 아주 간단한 생활 습관 교정만으로도 알츠하이머병과 치매 예방에 엄청난 영향을 미칠 수 있다는 점을 시사한다"라고 말했다.

오스트레일리아의 한 연구에서는 중등도 기억 장애를 가진 사람의 인지 기능이 일주일에 세 차례 50분씩 걷는 것만으로도 개선되는 효과가 나타났다. 그 연구는 24주 동안만 진행되었으나 그 효과는 최소한 1년 동안 유지되었다.

학술지《내과학 아카이브》에 발표된 또 다른 연구는 운동 시간-강도와 인지 장애(알츠하이머병의 전조 증상인 경우가 많다) 사이에 어떤 관계가 있는지를 조사했다. 연구팀은 운동을 더 많이 하고 에너지를 더 많이 소모할수록 인지력 감퇴 비율이 더 크게 줄어든다는 사실을 알아냈다. 매일 빠른 걸음으로 30분씩만 걸어도 효과가 있는 것으로 나타났다.

적당한 신체 활동은 우리의 일평생 언제나 중요하지만 특히 중년 이후의 정신 건강 측면에서는 운동이 더없이 중요한 역할을 한다.

한 연구에서 중년기에 보통 수준의 근력 운동이나 요가 또는 유산소 운동을 하면 알츠하이머병에 걸릴 위험이 39%나 낮아진다는 놀라운 결과가 나왔다. 중년 이후에 운동했을 때는 그 위험이 32% 줄어들었다. 중년에 좀 더 빨리 운동을 시작할수록 뇌 기능 유지에 더 많은 도움이 된다는 뜻이다.

하지만 운동을 늦게 시작해도 효과를 볼 수 있다. 한 연구에서 인지 장애가 있는 고령자가 6개월 동안만 강도 높은 유산소 운동을 해도 신경 변성이 중단되고 뇌 기능 또한 어느 정도 좋아지는 것으로 나타났다.

이 논문의 저자들은 이렇게 적었다. "6개월 동안 규칙적으로 심박수를 올려주는 것만으로도 고위험군 환자들의 인지 기능이 개선되었다. 운동은 대부분의 치료제와 달리 비용도 들지 않고 부작용도 없다." 70세 이상 고령자의 약 20%가 가벼운 인지 장애에 시달린다는 사실을 고려하면 무척 반가운 소식이다.

캔자스 대학 메디컬센터가 실시한 다른 연구는 규칙적인 운동으로 근력과 체중을 유지하면 해마의 퇴행을 늦출 수 있다는 이전 연구 결과들을 재확인했다. 그 효과는 알츠하이머병 초기 단계의 환자에게서도 나타났다. 이 연구에서 과학자들은 60세 이상으로 알츠하이머병 초기 증상을 겪고 있는 60명과 뇌 기능에 이상이 없는 56명의 뇌를 MRI로 촬영했다. 또 연구 대상자들의 건강 상태를 알아보기 위해 러닝 머신 위에서 운동하는 동안 산소 소비율을 측정했다.

이 논문의 주 저자인 로빈 호니어는 다음과 같이 적었다.

"뇌에서 운동과 관련된 변화가 일어나는 특정 부위를 집중적으로 들여다본 것은 우리 연구가 처음이었다. 우리는 뇌의 기억 담당 부위인 해마에서 그 변화를 확인할 수 있었다. 해마는 알츠하이머병과 관련된 뇌의 위축이 나타나는 주요 부위다."

연구팀은 알츠하이머병을 앓고 있는 경우에도 운동으로 체력을 다진 사람들이 그렇지 않은 사람들보다 해마 위축률이 더 낮다는 사실을 확인했다. 이는 운동을 아무리 늦게 시작해도 늦지 않다는 뜻이기 때문에 고무적인 소식이다. 즉 알츠하이머병 증상이 나타났다고 해도 규칙적인 운동을 시작하면 뇌 위축을 늦추고 뇌 건강을 증진할 수 있다.

또 다른 비슷한 연구는 치매나 알츠하이머병을 앓고 있는 환자들이 1년 동안 자택에서 규칙적으로 운동했을 때 그렇지 않은 환자들보다 낙상 사고를 겪을 가능성이 적었고 전반적으로 삶의 질이 높다는 것을 보여주었다.

운동은 뇌를 재충전한다

운동은 뇌 기능에 왜 그렇게 좋을까? 그 이유는 간단하다. 뇌에 흘러들어가는 혈액은 나이가 들면서 점차 줄어든다. 하지만 운동은 우리 몸 전체의 혈류를 증가시킨다. 그에 따라 우리가 흡입하는 산소와 섭취하는 포도당의 약 20%를 소비하는 뇌에서도 혈류가 늘어난다.

우리는 숨을 쉬지 않으면 몇 분 만에 뇌사 상태가 될 수 있다는 사실을 안다. 그러나 이 과정은 장기간에 걸쳐 느리게 진행될 수도 있다. 운동 부족으로 혈액 순환이 잘 이루어지지 않으면 산소와 포도당이 충분히 공급되지 않아 뇌세포가 괴사하기 시작한다. 이때 간단한 운동으로라도 혈액 순환을 개선하면 뇌 기능이 유지되고 손상된 부분이 회복된다.

뇌의 혈행이 개선되면 쌓여가는 환경 독소를 제거하는 데에도 큰 도움이 된다. 앞서 살펴보았듯이 환경 오염과 유해 성분이 들어간 화장품이나 개인 위생용품, 치과 충전물 때문에 수은, 불소, 알루미늄 같은 독성 화학 물질과 금속이 우리 몸에 지속적으로 축적되고 있다. 그 밖에 집에서 사용하는 플라스틱 용기나 주방 기구, 세제 등도 독소가 포함된 제품이 많아 우리를 서서히 병들게 한다.

우리 몸은 뇌에서 이런 독소를 정화할 수 있게 되어 있지만 정화 과정에 반드시 필요한 산소가 충분히 공급되기 위해서는 혈액 순환이 잘 이루어져야 한다. 또 혈액 순환이 잘되면 뇌의 건강에 필수적인 비타민, 미네랄, 지방 등의 영양소가 뇌에 쉽게, 그리고 충분히 공급될 수 있다.

아울러 운동은 새로운 뇌세포 성장을 촉진하고 기존 뇌세포의 연결망을 강화하며, 엔도르핀 분비로 스트레스를 완화하고 행복한 느낌을 일으킨다. 마지막으로, 운동하는 동안 뇌는 '신경 영양 인자'로 불리는 특정 단백질을 생성함으로써 또 다른 화학적 작용으로 건강한 신경 세포를 도울 수 있다.

그렇다고 운동선수가 될 필요는 없다

그렇다면 건강을 위해 녹초가 될 때까지 운동을 해야 할 필요가 있을까? 아니, 그건 아니다. 요즘의 피트니스 문화는 강도가 세고 대단해 보이는 운동을 선호하지만 그런 운동은 오히려 건강을 해칠 수 있다. 그보다는 자신에게 알맞은 운동을 적당히, 그리고 꾸준히 하는 게 중요하다.

우리 몸은 어떤 극한 상황에도 다 견딜 수 있도록 만들어지지는 않았다. 열쇠는 운동의 강도가 아니라 일관성이다. 즉 자신에게 적절한 강도로 꾸준히 규칙적으로 해야 한다. 강도 높은 운동은 정서적으로 스트레스를 주어, 스트레스 호르몬인 코르티솔 분비를 촉진할 수 있다. 이 역시 알츠하이머병의 위험 인자 중 하나다. 그러므로 최신 피트니스 추세를 따라야 한다거나 지칠 때까지 운동해야 한다고 생각하지 말아야 한다. 무엇보다 운동으로 활력을 얻는 것이 중요하다.

여기 또 다른 통찰이 있다. 우리의 고대 조상들은 러닝 머신을 사용하지 않았다. 역기를 들지도 않았다. 그들은 단지 계속 움직이며 살았다. 우리의 몸은 늘 움직이도록 설계되었다. 정상 수면 시간보다 몇 시간 더 누워 있으면 더 무기력해질 수 있다. 또 생활 속에서 움직이는 것도 좋지만 일상생활에 규칙적인 운동을 포함하는 것이 더 중요하다.

특히 현대 생활은 앉아 있는 시간이 많기 때문에 운동은 더욱 필요하다. 게다가 첨단 기기와 장치가 우리의 게으름을 부추긴다. 요즘은 인터넷과 휴대전화, 리모컨으로 조작하는 TV만 있으면 몇 달 동안 집 밖으로 나가지 않고도 살아갈 수 있다.

매일 아침 집 앞에 세워둔 차를 몰고 출근했다가 저녁이 되면 주차장에 세워둔 차를 몰고 퇴근하는 사람이 얼마나 많은가? 이런 생활 방식이 건강에 해로운 이유는 여러 가지이지만 운동 부족이 가장 큰 문제다.

어떤 운동을 할지 결정할 때는 자연스럽게 느껴지면서 도전하고 싶은 의욕을 불러일으키는 운동을 선택해야 한다. 그러나 가장 중요한 점은 운동을 규칙적으로 지속하는 것이다.

운동은 정신을 맑게 해주고 심지어 기억에 필수적인 뇌 부위인 해마의 크기를 키워줄 수도 있다. 고령자는 대개 해마가 위축되는 경향을 보인다. 해마가 작아지면 가벼운 인지 장애가 온다. 그러나 한 연구는 규칙적으로 꾸준히 운동하지 않고 단기적으로 반짝 운동을 해도 해마의 크기를 키울 수 있다는 것을 보여주었다. 120명을 대상으로 한 이 연구에서 무작위로 절반 정도에게 유산소 운동을 하도록 했다. 연구 종료 시점이 되었을 때 그들의 해마가 2% 정도 커졌다.

2%라면 대단치 않은 것처럼 들릴지 모른다. 하지만 고령이 되면서 1~2년 동안 해마가 위축되는 비율이 그 정도다. 알츠하이머병을 예방하기 위해 뇌는 얻을 수 있는 도움을 최대한 받아야 한다. 같은 연구에서 유산소 운동을 처방받지 않은 나머지 절반은 연구 종료 시점에 해마가 1.4% 위축된 것으로 나타났다. 유산소 운동을 하면 나이 들어도 해마가 위축되지 않고 오히려 커질 수 있다는 뜻이다.

그렇다면 운동이 알츠하이머병 같은 퇴행성 뇌 질환과 싸우는데 약보다 더 강력한 무기가 될 수 있다는 말이 아닌가? 연구팀은 "우리의 연구는 중년 이후에 일어나는 해마 위축은 불가피한일이 아니며 중등도 강도의 운동으로 해마의 위축을 역전시킬 수있다는 사실을 보여준다"라고 결론지었다. 제약사들이 할 수 없는 놀라운 선언이다. 내 생각이지만 운동도 의약품처럼 특허를얻어 판매할 수 있다면 제약사들이 운동 개발에 당장 달려들 게뻔하다.

또 운동을 하면 체중을 관리함으로써 비만과 인슐린 저항, 당뇨병 등 알츠하이머병의 발병을 부추기는 여러 만성 질환이 찾아올 위험을 줄일 수 있다. 물론 그런 만성 질환 자체도 아주 끔찍하다. 인슐린 수치를 정상화하는 것이 자신의 전반적인 건강을위해 우리가 할 수 있는 최선의 일 중 하나인데, 운동은 그 일을해내는 가장 좋은 방법이다.

미국인의 3분의 2(어린이 중 약 3분의 1 포함)가 과체중이거나 비만이라는 사실은 그들의 생활 방식과 습관에서 무언가 크게 잘못되었다는 증거다. 이런 상황에 처하게 된 주된 이유는 가공식품에 과도하게 의존하는 것과 운동 부족이다. 특히 운동 부족 문제를 해결하는 일이 시급하다. 메이요 클리닉이 고령자 약 1,300명을 대상으로 실시한 연구는 40대에 여러 가지 중등도 강도의 운동(빨리 걷기, 요가, 근력 운동, 수영, 에어로빅 등)을 한 사람은 인지 장애를 겪을 가능성이 훨씬 작다는 것을 보여주었다. 인지 장애는 시간이 흐르면 치매나 알츠하이머병으로 진행될 수 있다.

무엇을 하든 계속 움직여라

운동 하면 겁부터 집어먹는 사람이 많은데 그럴 필요가 없다. 운동을 시작하기 좋은 방법 하나는 그냥 활발하게 걷는 것이다. 그러나 걷기는 우리 몸에 익숙한 활동이기 때문에 운동으로서의 효과를 보려면 평상시보다 좀 더 빠른 속도로 걸어야 한다. 중요한 것은 심박수다. 심박수가 올라가지 않으면 운동의 혜택을 제대로 누릴 수 없다.

일상생활에 걷기를 최대한 많이 포함시키려고 노력하라. 마트에 갈 때 걸어가고, 엘리베이터나 에스컬레이터 대신 계단을 이용하며, 통화할 때도 가만히 있지 말고 왔다 갔다 하는 게 좋다.

보통의 일상생활에서보다 하루 2,000보만 더 걸으면 시간과 노력의 추가 투자 없이 약 100kcal가 더 소모된다는 연구 결과가 있다. 또 다른 연구에서는 건강하든, 가벼운 인지 장애를 겪고 있든, 알츠하이머병 환자든 간에 모든 경우에서 걷기 운동이 인지력 감퇴율을 줄이는 것으로 나타났다.

그렇다고 걷기를 유일한 운동으로 여겨서는 안 된다. 대부분의 경우 걷기만으로는 충분하지 않다. 하지만 일상생활에 신체 활동을 약간이라도 더 많이 포함시키려면 걷기 운동이 최고다.

일반인 중에서 치매에 걸리는 사람은 전체의 약 1~2%에 불과하지만 가벼운 인지 장애를 겪는 사람 중에서 치매에 걸리는 비율은 무려 15%에 이른다. 운동은 인지력 감퇴를 예방하고 심지어 역전시킬 수 있는, 쉬우면서도 효과 좋은 방법이다. 운동을 해서 잃을 것은 전혀 없다. 이미 자주 운동을 하고 있다면 앞으로 계속 그렇게 하라. 운동을 별로 하지 않는 사람이라면 규칙적인 신체 활동을 일상생활에 포함시키는 방법을 찾아야 한다. 그러면 뇌를 비롯해 몸 전체가 고마워할 것이다.

그렇다면 어떤 운동이 좋을까?

인체는 최소한의 에너지로 과제를 수행하도록 설계된 놀라운 시스템이다. 우리 조상들은 그 능력으로 가뭄과 기아, 길고 혹독한 겨울을 거치며 살아남을 수 있었다. 또 우리가 매일 똑같은 운동을 하면 날이 갈수록 점점 쉬워져 나중에는 거의 힘들지 않게 되는 것은 몸이 더 강해져서이기도 하지만 우리 몸의 놀라운 적응력 때문이기도 하다.

그 때문에 운동의 다양한 혜택을 계속 얻으려면 가끔씩 운동 형태를 바꾸어주면서 몸을 꾸준히 자극해야 한다. 피트니스 트레이너들은 이를 '점진적 저항'의 원칙이라고 부른다.

몇 가지 운동을 섞어서 훈련 일정을 짜는 것은 별로 어렵지 않다. 어떤 운동이 우리 몸에서 어떤 작용을 하는지 약간만 알면 된다. 간단히 소개하면 다음과 같다.

달리기, 조깅, 일립티컬 머신(타원형 운동 기구) 운동 또는 활력 있게 걷기 같은 유산소 운동은 심박수를 올린다. 심박이 빨라지면 혈액 속의 산소량이 늘어나 신체의 각 조직이 활성화된다. 이와 함께 면역 체계도 자극받아 엔도르핀이 분비되면서 체력이 좋아지고, 심장이 강해져 신체의 각 조직에 혈액을 더 효율적으로 공급할 수 있게 된다.

무산소 운동 또는 인터벌 트레이닝은 단순한 유산소 운동과 점진적 저항의 원칙을 혼합한다. 예를 들어 한 시간 내내 조깅이나 활보를 계속하는 것이 아니라 고속 고강도 운동과 저속 저강도 운동을 짧게 교차하는 방식이다.

연구에 따르면, 인터벌 트레이닝은 심혈관을 튼튼하게 해주고 지방을 연소하는 아주 좋은 방법 중 하나다. 또 운동 시간을 많이 낼 수 없는 사람이 주어진 시간을 가장 효율적으로 활용할 수 있는 방법이다.

과도한 복부 지방이 건강에 특히 해롭고 알츠하이머병의 발병 위험도를 높일 수 있다는 연구 결과를 기억하는가? 인터벌 트레이닝으로 무산소 운동을 하면 신경 전달 물질인 카테콜아민의 분비가 늘어난다. 카테콜아민은 운동에 사용되는 신체 부위의 피부 아래 있는 지방의 연소를 촉진한다. 따라서 체중을 관리하고 복부 지방을 줄이는 데에도 도움이 된다(효과적인 운동을 위한 기본 지침이 필요하다면 내가 쓴 책《건강과 치유의 비밀》과《굶지 말고 해독하라》를 참고하기 바란다).

근력 운동은 보디빌더만을 위한 운동이 아니다. 어떤 운동 프로그램이든 효과를 극대화하기 위해서는 짧게라도 근력 운동으로 마무리해야 한다. 근력 운동은 달리기 같은 심혈관계 강화 훈련과는 근본적으로 다르다. 달리기가 끝나고 심박이 평상시 수준으로 돌아가면 대사율도 급속히 낮아져 운동을 시작하기 전의 상태로 돌아간다.

그러나 근력 운동을 하면 높은 대사율이 유산소 운동을 했을 때보다 훨씬 더 오래 유지된다. 이 때문에 짧은 시간이라도 근력 운동을 하면 더 오랫동안 높은 대사율이 유지되면서 신체의 각 조직에 산소 공급이 늘어나고 체중 감량 효과가 증가한다. 근력 운동에서 사용하는 역기는 한 번에 최소 4회, 최고 12회를 들어 올릴 수 있는 정도의 무게가 좋다. 하지만 근육도 회복할 시간이 필요하기 때문에 각 근육별로 운동하는 동안에 적어도 하루 정도는 쉬는 것이 좋다.

코어 운동은 근력 운동의 범주에 속하지만 매우 중요한 운동이기 때문에 여기서 별도로 언급하고 싶다. 코어 근육은 복부와 등, 골반 부위에 위치하며 사지를 움직이고 늑골과 척추를 지탱하는 데 필수적인 근육으로 약 30개에 이른다. 코어가 강건하면 등도 잘 아프지 않고, 척추도 더 잘 보호되며, 균형과 안정성이 잘 유지된다. 윗몸 일으키기와 크런치로 코어 운동을 시작하면 좋다. 그 외에 코어를 강화하고 몸의 유연성과 마음 챙김에 효과적이며 평온함과 웰빙감을 갖는 데 도움이 되는 요가와 필라테스도 할수 있다면 금상첨화다.

요가의 신비한 효과

우리 몸에서 자연적으로 생성되는 호르몬 대다수는 나이가 많아지면 감소한다. 하지만 나이가 들어도 줄어들지 않는 호르몬이 있다. 스트레스 호르몬인 코르티솔이다. 코르티솔은 계속 과다 분비될 경우 뇌 변성을 일으킬 수 있다. 코르티솔 분비를 줄이는 가장 좋은 방법은 스트레스를 최소화하는 것이다.

아유르베다는 고대로부터 요가와 명상의 중요성과 그 놀라운 혜택을 강조해왔다. 인도에서 알츠하이머병 환자가 적은 것은 카레에 들어 있는 커큐민 때문만은 아니다. 이상적인 건강에 크게 기여하는 또 다른 인도 문화의 일부분이 바로 요가다. 요가는 이제 인도에서만이 아니라 미국과 유럽을 비롯해 세계 곳곳에서 선풍적인 인기를 얻고 있다.

요가는 단순한 운동의 차원을 뛰어넘는다. 신체적인 운동이자 정신적인 운동이다. 매일 꾸준히 요가를 하면 체력이 강해지고 몸이 유연해질 뿐 아니라 정신적으로도 많은 혜택이 따른다. 마음 챙김을 통해 스트레스를 줄이고, 마음의 진정과 웰빙을 얻으며, 자기 몸에 대한 지각력이 높아진다.

가령 사바사나(일명 송장 자세)는 누구나 쉽게 할 수 있는 요가 자세다. 반듯이 누워 양팔을 몸에서 약간 벌리고 긴장되었거나 뭉친 근육을 의식적으로 풀어주면 신체적으로만이 아니라 정신적으로도 이완 효과가 나타난다.

여기에 더해 역행 자세와 머리 서기 자세도 가능하다면 상당한 효과가 있다. 평상시 자세를 거꾸로 하는 역행 자세와 머리 서기로 물구나무서기를 하면 자동적으로 뇌에서 혈류가 증가하여 뇌세포에 더 많은 산소가 공급될 수 있다.

요가를 시작할 때는 전문가의 도움을 받는 게 좋다. 효과를 보려면 간단한 자세라도 제대로 해야 하기 때문이다. 매일 아침 요가를 하면 하루 종일 차분한 마음을 유지할 수 있다.

명상이 어렵다고?

명상도 요가와 비슷한 혜택을 준다. 명상을 어렵게 생각하는 사람이 많은데 사실은 그렇지 않다. 매일 정해진 시간 동안 마음을 가라앉히고 호흡에 정신을 집중하는 것만 배우면 몸이 필요로 하는 것을 명확히 인식하면서 자신의 중심을 잡을 수 있다. 그런 효과 때문에 명상은 건강과 개인적인 웰빙을 위해 고대에서부터 사용되어왔다.

오늘날의 우리는 즉각적인 만족을 원하며, 주의 집중 시간이 아주 짧다. 이런 문화에서는 간단한 명상도 너무 어렵다고 생각하는 사람이 많다. 그러나 처음에는 단 몇 분 동안의 명상으로 시작해 조금씩 시간을 늘려가면 점차 몸과 마음이 적응하여 갈수록 편안해짐을 느낄 것이다. 매일 명상을 하면 정서적으로 더 낫게 느낄 뿐 아니라 스트레스 호르몬인 코르티솔의 분비를 줄임으로써 몸과 뇌의 건강을 유지하는 데에도 도움이 된다.

영국 케임브리지 부근에 위치한 바브라햄 연구소에서 실시된 연구에 따르면, 뇌의 신경 세포는 이전에 추정했던 것보다 더 오래 생존할 수 있다. 지금까지 과학자들은 뇌세포의 경우 상호 연결이 끊어지는 동시에 괴사한다고 믿었다. 그러나 학술지 《뇌》에 발표된 이 연구 결과는 뇌세포의 변성이 단계별로 일어나는 것을 보여준다.

먼저 뇌세포는 연결망이 끊어지면 서로 간에 신호를 전달하는 능력을 잃는다. 하지만 그다음부터 최종적인 변성과 괴사에 이르기까지는 다소 시간이 걸린다. 이런 사실이 중요한 것은 그 사이의 시간에 뇌세포들을 다시 서로 연결하는 방법을 찾는다면 완전한 괴사를 막을 수 있기 때문이다.

연구팀은 적절한 조건이 갖추어진다면 뇌세포의 재연결이 가능하다고 믿고 있다. 이 연구를 주도한 마이클 콜먼 박사는 이렇게 말했다.

"우리의 연구는 연결망이 끊어져도 한동안 신경 세포의 지지 부위가 살아 있다는 것을 보여주었다. 이제 우리는 지속적인 연구를 통해 연결망을 회복하는 방법을 찾을 것이다. 이런 사실은 알츠하이머병과 치매의 치료에 매우 중요하다. 정상적인 경우 성인의 신경 세포 연결망은 끊임없이 사라졌다가 재형성된다. 하지만 신경 세포의 지지 부위가 남아 있어야 그런 연결의 재형성이 가능하다. 우리의 연구 결과는 뇌세포 사이의 손상된 연결망이 재생될 시간대가 있다는 점을 시사한다."

우리 몸도 완전히 새로운 세포를 만들기보다는 기존의 세포를 고쳐 사용하는 것이 훨씬 쉽다. 따라서 정상적인 기능을 하지 못하는 뇌세포도 일정 시간 동안 보존될 수 있다는 사실은 매우 고무적이다. 이는 뇌세포의 기능을 되살릴 시간이 있다는 뜻이기 때문이다.

명상처럼 오랜 세월에 걸쳐 검증된 기법은 정신을 자극함으로써 뇌세포의 새로운 연결망 형성을 도울 수 있다. 명상을 규칙적으로 꾸준히 하면 소중한 뇌세포를 완전히 잃기 전에 단절된 연결망을 새로 연결하는 데 도움이 될 것이다.

뇌를 운동시켜라

독서나 장기 등 고령자가 좋아하는 뇌 자극 활동은 알츠하이머병의 발병 위험도를 낮추는 데 크게 기여한다. 우리 몸의 다른 기관이나 조직처럼 뇌도 계속 사용하지 않으면 약화되어 퇴행의 길을 걷는다.

일반 상식에 해당하는, '사용하지 않으면 잃게 된다'는 용불용설은 2007년 학술지 《신경학》에 발표된 러시 대학의 '기억과 노화 연구 프로젝트'에서 재확인되었다.

연구팀은 미국 일리노이주 시카고에 사는 약 80세의 고령자 700여 명을 대상으로 5년 동안 인지 기능을 검사했다. 그동안 그들 중 90명이 알츠하이머병 진단을 받았고, 102명이 사망했다.

이 연구에서 인지 기능 검사와 함께 과거의 인지 관련 활동, 장기적인 사회 경제적 지위, 현재의 사회적·신체적 활동 수준을 고려한 결과, 고령에도 인지적으로 활발한 상태를 유지한 사람은 뇌를 자주 자극하지 않은 같은 연령의 사람들보다 알츠하이머병의 발병 위험도가 3분의 1 정도 낮았다.

이 결과는 가벼운 인지 장애에서도 똑같이 나타났다. 친구와 어울리거나 신문을 읽거나 연극을 관람하거나 그림 조각을 맞추는 일 같은 단순한 활동도 늘그막까지 인지 기능의 저하를 막고 건강한 뇌를 유지하는 데 도움이 된다는 뜻이다.

우리 몸의 다른 부분과 마찬가지로 뇌도 적절한 기능을 지속하려면 계속 사용해야 한다. 자전거를 비에 젖게 놓아두면 녹슬고 고장 나듯이 뇌도 사용하지 않고 방치하면 기능이 떨어져 인지 기능에 필수적인 신경 세포의 연결망이 해체되기 시작한다.

뇌 건강을 유지해주는 정신적인 활동은 귀찮고 하기 싫은 일이 아니다. 뇌를 자극하고 적절히 기능하도록 돕는 활동은 대부분 삶을 즐길 수 있게 해준다.

100세에도 장거리 달리기를 하는 기적의 노인, 85세에도 풀타임으로 일하는 근로자 등 아무리 나이가 많아도 자신이 좋아하는 일을 하는 사람 이야기가 심심치 않게 보도된다. 그런 사람들이 단순히 행운아가 아니라는 사실을 이해하는 것이 중요하다. 그들은 평생 건강에 이로운 선택을 해왔기 때문에 그런 혜택을 누리는 것이다. 아울러 좋아하는 일을 규칙적으로 하면 풍요롭고 행복한 삶을 살아갈 뿐 아니라 나이에 상관없이 건강을 유지할 가능성이 커진다.

직장에서 업무를 마치고 지친 몸으로 귀가한 뒤 잠자리에 들 때까지 TV를 보는 현대인 생활의 덫에 빠지지 않기 위해 노력하라. TV를 끄고 관심이 끌리면서 흥미를 느끼는 활동을 찾아라. 재미를 느끼고 열의를 북돋우며 정신적인 도전과 영감을 주는 취미 활동을 재발견하라. 무엇을 해야 할지 잘 모르겠다면 다음 중에서 하나를 골라 시작해보자.

- 음악 감상
- 춤이나 노래 하기
- 악기 연주
- 그림 그리기
- 글쓰기(시나 수필 또는 단편 소설 등)
- 일기 쓰기
- 독서
- 그림 조각 맞추기나 스도쿠 또는 십자말풀이 하기
- 스크래블 같은 보드 게임 하기
- 가까운 대학이나 커뮤니티 센터에서 제공하는 강의 듣기
- 외국어 배우기
- 도보 여행
- 운동 경기 참여
- 자전거 타기나 조깅 또는 달리기
- 정원 가꾸기
- 여행
- 요리나 빵 또는 과자 굽기
- 공예
- 가구 만들기

- 바느질이나 뜨개질 하기
- 사진 찍기
- 동물원이나 식물원 방문하기
- 친구나 손주 또는 반려동물과 함께 시간 보내기
- 음악회나 연극 관람

삶을 풍요롭게 하고 즐길 수 있게 해주는 활동은 그 외에도 수없이 많다. 자신이 재미를 느끼는 다양한 활동으로 일상생활에 계속 변화를 주면 고령에도 뇌 건강을 유지할 수 있다. 뇌를 자극하기 위해 억지로 하는 활동일 뿐, 삶을 즐길 수 없다면 건강하다고 해도 무슨 소용인가?

알츠하이머병 예방을 위한 다른 방법들

스스로 건강을 지키고 알츠하이머병의 발병 위험도를 크게 낮춰주는 음식과 건강기능식품, 운동 외에도 뇌 건강에 긍정적인 영향을 미치는 생활 습관 몇 가지를 살펴보자.

흡연과 음주를 자제하라

플로리다주 마운트시나이 병원의 빈 알츠하이머병 센터는 알츠하이머병 환자 중 평소 흡연과 음주를 많이 한 사람은 그렇지 않은 사람보다 발병 시기가 더 빨랐다는 연구 결과를 발표했다. 크게 놀랄 만한 소식은 아니지만 이 연구는 흡연과 음주가 뇌 건강에 좋지 않다는 사실을 명확하게 입증했다. 흡연과 음주가 우리 몸의 모든 부위에 나쁜 영향을 미친다는 것은 수천 년 동안 이어져온 자연건강 지혜 중 하나다.

이 연구를 이끈 란잔 두아라 박사는 다음과 같이 말했다.

"이 결과가 의미심장한 것은 흡연과 음주를 줄이거나 완전히 끊는다면 알츠하이머병의 발병 시기를 늦추고 환자 수를 줄일 수 있다는 점을 시사하기 때문이다. 발병 시기를 5년만 늦춰도 환자 수가 50%나 줄어들 것으로 추정된다."

연구에 따르면, 지나친 흡연과 음주를 겸할 때 알츠하이머병의 발병 시기가 6~7년 빨라질 수 있다. 노년기의 6~7년은 결코 무시할 수 없는 기간이다. 그만큼 더 오래 기억력이 남아 있고, 그만큼 더 오래 가족을 알아볼 수 있으며, 그만큼 더 오래 자신의 건강을 스스로 지키는 법을 인지할 수 있고, 그만큼 더 오래 기본적인 몸 기능을 유지할 수 있기 때문이다. 따라서 흡연과 음주는 알츠하이머병의 교정 가능한 위험 인자 중 가장 중요한 것이라고 할 수 있다.

연구팀은 60세 이상의 알츠하이머병 환자 950명을 관찰했다. 그와 동시에 그들의 가족으로부터 환자의 흡연과 음주 전력에 관한 정보를 수집하고, 그 환자들을 상대로 APOE-4 유전자(알츠하이머병의 발병 위험을 높이는 유전자 변이로 추정된다)의 존재 여부를 검사했다.

환자 중에서 지나친 음주 전력(하루 두 잔 이상)이 있는 사람은 7%, 지나친 흡연 전력(하루 담배 한 갑 이상)이 있는 사람은 20%, APOE-4 유전자가 있는 사람은 27%였다.

데이터 분석 결과, 음주만 많이 한 사람은 그렇지 않은 사람보다 알츠하이머병의 발병 시기가 약 5년 정도 빨랐다. 흡연만 많이 한 사람은 그렇지 않은 사람보다 발병 시기가 2년 반 정도 빨랐다. APOE-4 유전자가 있는 사람은 그 유전자가 없는 사람보다 발병 시기가 3년 정도 빨랐다. 이 세 가지 위험 인자가 합쳐진 경우 알츠하이머병의 발병 시기는 평균 8년 6개월이 빨랐다.

지나친 음주와 흡연은 알츠하이머병 외에도 우리 몸에 수많은 유해한 영향을 미친다. 따라서 술과 담배는 무조건 끊을 것을 권하고 싶다. 물론 아예 시작하지 않는 것이 가장 좋다.

니코틴은 이로울 수도 있다

여태껏 흡연이 해롭다더니 왜 뜬금없이 이롭다는 이야기가 나오는지 의아하다는 생각이 들지도 모른다. 하지만 담배(연초)는 고대로부터 여러 문화권에서 종교 의식에 사용되었을 뿐 아니라 결핵부터 감기까지 다양한 질병의 천연 약재로도 이용되었다.

현대 과학도 연초 성분의 일부 이로운 점에 주목한다. 스탠퍼드 대학의 한 연구는 니코틴이 새로운 혈관의 성장을 촉진함으로써 당뇨 환자의 혈액 순환 개선에 도움이 될 수 있다는 것을 보여주었다. 듀크 대학 과학자들이 실시한 다른 연구에 따르면, 니코틴 패치가 우울증 완화에 도움을 줄 수 있다.

그러나 이런 성분의 활용은 흡연과는 전혀 다른 문제다. 이 둘 사이에는 중대한 차이점이 있다. 흡연으로 연초를 태우면 유해한 발암 물질이 생성되어 흡입된다. 그러나 니코틴 패치처럼 다른 방법으로 연초를 사용하면 흡연에 따른 피해 없이 이로운 효과를 볼 수 있다(물론 니코틴 패치에 들어 있는 화학 물질의 문제점은 분명히 있다). 하지만 주류 의학은 천연 연초의 의학적 사용을 독성 있고 비자연적인 궐련을 태우는 것과 동일시하며 담배를 무조건 나쁘게 보는 경향이 있다.

밴더빌트 대학 의과대학원 연구팀이 학술지 《신경학》에 발표한 논문은 중년 이상에서 나타나는 기억 상실 문제를 니코틴으로 개선할 수 있음을 시사한다. 제약업계가 오랫동안 시도했지만 실패한 일을 니코틴이 해낼 수 있을지 모른다는 뜻이다. 연구팀은 기억과 인지 기능에 중요한 역할을 하는 뇌의 수용체를 니코틴이 자극함으로써 경증 인지 장애(알츠하이머병의 전조 증상)가 있는 환자의 주의 집중 시간과 기억력을 개선하는 데 도움이 될 수 있다고 결론지었다.

그들은 경증 인지 장애가 있고 비흡연자인 76세의 환자 74명을 두 그룹으로 나누어 한 그룹에는 15mg짜리 니코틴 패치를 처방하고, 대조 그룹에는 위약 패치를 붙이게 했다. 연구는 6개월 동안 진행되었다. 환자들은 연구 시작 시점과 중간 그리고 연구 종료 시점에 기억과 인지 기능 검사를 받았다.

결과는 놀라웠다. 위약 패치를 받은 대조 그룹 중 26%는 인지 기능이 연구 시작 시점보다 저하된 것으로 나타났다. 반면 니코틴 패치를 처방받은 그룹은 인지 기능이 유지되었을 뿐 아니라 실제로 개선된 상태를 보였다. 그들은 정상적인 뇌 기능의 46%를 회복한 것으로 확인되었다. 그리고 심각한 부작용을 겪은 환자는 아무도 없었다.

깨끗한 식수: 문제는 병에 있다

물은 진정한 영약이다. 생명을 주고 생명을 유지하는 묘약이 물이다. 깨끗하고 신선한 물을 충분히 마시면 커다란 혜택이 따른다. 가장 중요한 혜택이 정화 효과다. 또 소화 기능을 개선하고, 혈압을 유지하며, 혈액 순환을 촉진한다.

그러나 현재 시중에 나와 있는 생수는 종류도 많고, 그중 어떤 것을 얼마나 마셔야 건강에 가장 좋다는 견해도 다양하다. 소비자로서는 어떤 생수를 선택해야 할지, 또 최적의 건강을 위해서는 물을 얼마나 마셔야 할지 혼란스럽다. 수돗물을 마시는 것이 경제적이지만 수돗물에는 유해할 수도 있는 각종 첨가제가 들어 있다. 그렇다고 생수를 마시자니 값이 비싼 데다 플라스틱 병을 사용하기 때문에 환경 문제를 일으킨다. 종합적으로 따져보면 생수라고 해서 수돗물보다 크게 나은 것도 아니다.

게다가 많은 사람이 만성 탈수 상태에서 살아가면서도 그런 사실을 잘 모른다. 그들은 자신의 몸에 크게 관심을 갖지 않고, 너무 오랫동안 수분 부족 상태로 살아왔기 때문에 탈수 증상을 겪어도 인식하지 못할 때가 많다.

이런 현실이 심각한 문제가 될 수 있다. 탈수는 우리 몸의 각 기관에 과도한 스트레스를 주고, 혈액을 걸쭉하게 만들어 혈류를 느리게 한다. 그 때문에 뇌 같은 주요 신체 부위가 충분한 산소를 공급받을 수 없다. 또 탈수 상태가 되면 우리 몸의 자가해독 능력이 떨어져 독소가 배출되지 못하고 조직 속에 쌓이게 된다.

그렇다면 탈수 상태가 되었을 때 어떤 증상이 나타나고 물은 얼마나 마셔야 할까? 주요 탈수 증상은 다음과 같다. 이 밖에 다른 증상도 많다.

- 갈증
- 피부 건조증
- 소변 색이 진하거나 역겨운 냄새가 남
- 피로증
- 속 쓰림
- 변비
- 요로 감염증
- 체중 증가
- 조로증
- 자가면역 질환

이와 같은 증상이 자주 있다면 지금부터라도 물을 더 마시려고 노력하라. 물을 얼마나 많이 마셔야 하는지는 사람에 따라 다르다. 키와 체중, 활동 수준, 주거 지역의 날씨 등 많은 요인이 작용하기 때문이다. 그러나 일반적으로 하루 약 1.9L 정도면 충분하다. 아무튼 소변 색이 옅은 노란색이 될 정도로 물을 마셔야 한다.

지금부터는 수돗물이 왜 우리 건강에 좋지 않은지를 알아보겠다. 수돗물은 접근하기 쉽고 편리하지만 여러 유해한 첨가제와 오염 물질이 들어 있다. 장기간 음용하면 심각한 건강 문제를 일으킬 수도 있다. 현재 미국의 수돗물에서 발견되는 주요 독성 물질과 그것이 일으키는 문제는 다음과 같다.

• 비소: 미국 전역의 수돗물에 많이 들어 있으며, 강력한 발암 물질로 여러 종류의 암 유발 위험도가 높은 것으로 알려져 있다. 비소는 그 외에도 많은 건강 문제와 관련 있다. 섭취량이 과다하면 치명적일 수 있다. 미국 환경보호국(EPA)은 2001년 수돗물에서 허용되는 비소의 한계치를 낮추었지만 아직도 많은 미국인이 매일 수돗물을 통해 안전하지 못한 수준의 비소를 섭취하고 있다.

• 알루미늄: 알츠하이머병의 유발 요인으로 알려져 있다. 그밖에도 파킨슨병, 어린이의 과잉 행동과 학습 장애, 소화기 질환 등 여러 건강 문제를 일으킬 수 있다.

- 불소: 충치 예방을 위해 수돗물 등의 식수에 흔히 첨가되는 물질이다. 하지만 불소는 충치 예방 효과가 없다(인도에서 실시된 한 연구는 오히려 불소가 충치를 악화시킨다는 것을 보여주었다). 게다가 불소는 시간이 흐르면서 우리 몸속에 축적되어 면역 체계를 약화시키고 세포를 손상시켜 조로증을 불러오는 강력한 신경 독소다. 그러나 불소 옹호 단체들의 로비가 그대로 먹혀들어 이처럼 우리가 마시는 수돗물이 독성화되었다는 사실은 터무니없고 충격적인 일이 아닐 수 없다.

- 의약품: 전문 의약품과 일반 의약품 둘 다를 가리킨다. 어떻게 의약품이 이 목록에 들어 있느냐고 의아해하겠지만 이런 유해한 약이 분뇨 오수나 매립을 통해 지하수를 오염시킴으로써 수원지로 스며들 수 있다. 이런 약(서로 섞이면 안 되는 약이 많다)이 강으로 스며들어 수돗물까지 더럽히는 것이다. 이와 같은 사실은 모두에게 좋지 않은 소식이지만 약에 알레르기가 있는 사람과 임신한 여성에게 특히 심각한 문제를 일으킬 수 있다.

- 소독 부산물: 정수 처리에 사용되는 염소와 물속의 유기 화합물이 반응하여 생성되는 물질을 가리킨다. 강력한 발암 물질로 알려져 있으며, 연구에 따르면 간과 신장, 신경계 기능 장애를 일으킬 수 있다.

이런 독성 물질은 수돗물만이 아니라 미국에서 페트병에 담겨 판매되는 생수의 거의 절반에서도 검출된다. 왜 그럴까? 시판되는 생수의 40%는 말만 생수일 뿐 수돗물을 제대로 재여과하지 않고 재정수하는 시늉만 낸 채 페트병에 넣어 포장하기 때문이다. 똑같은 수돗물이지만 단지 물의 가격을 더 많이 받기 위해 고안된 약삭빠른 마케팅 수법에 불과하다.

더구나 플라스틱으로 만든 페트병에는 비스페놀 A(BPA) 같은 유해한 화학 물질이 들어 있어 문제를 악화시킨다. BPA는 의식 변화, 학습 장애, 암 위험 증가, 체중 증가, 면역 체계 기능 장애 등 수많은 건강 문제와 관련 있는 것으로 알려졌다. 그뿐만 아니라 생수를 담는 페트병이 일으키는 생태계 파괴 등 우리 환경에 미치는 영향도 감당하기 어려운 문제다.

수돗물이나 생수를 피할 목적으로 증류수에 눈을 돌리는 사람도 있다. 하지만 증류수도 문제가 있다. 증류수는 물을 끓임으로써 오염 물질 같은 불순물을 걸러내는데, 그 과정에서 물속에 들어 있는 용해된 미네랄도 대부분 제거된다. 따라서 불균형을 이룬 상태이기 때문에 생수는 용기 자체에 함유된 미네랄을 흡수해 균형을 맞추고, 섭취된 뒤에는 몸 안에서 미네랄을 끌어들인다. 그런 이유로 증류수는 해독과 기관 청소를 하는 동안에 마시면 좋지만 매일 마시는 물로는 적합하지 않다.

수돗물이나 생수의 대안으로 거론되는 또 다른 물은 알칼리수(이온수)다. 하지만 이 역시 몇 가지 문제가 있다. 알칼리수도 증류수처럼 해독 과정에서 1~2주 정도 마시면 좋다. 그러나 그 이상 계속 마시면 문제가 될 수 있다. 알칼리수의 장기 음용은 우리 몸의 자연적인 소화 과정에 지장을 줄 수 있다. 이온화된 알칼리수가 몸의 위산 생산량을 줄이도록 작용하기 때문이다.

위산이 계속 줄어들면 위궤양, 영양 흡수 장애, 감염, 기생충 확산 등 심각한 문제가 생길 수 있다.

그 외에도 많은 사람이 시중에 판매되는 비타민수에 이끌린다. 하지만 이 역시 기업들의 또 다른 마케팅이 만들어낸 현상이다. 그들의 약삭빠른 판촉 술책에 넘어가서는 안 된다. 이런 '건강수'에는 액상 과당, 카페인, 방부제, 첨가제, 인공 색소가 다량 들어 있다. 사이다나 콜라만큼 건강에 좋지 않다. 만약 물에서 약간의 향미를 느끼고 싶다면 레몬이나 라임 조각을 띄워 마시면 된다. 또 유기농 채소로 만든 주스나 순수한 코코넛 물을 마시면 액상 과당이나 해로운 첨가제 없이 신선한 채소와 코코넛이 지닌 영양소와 향미를 그대로 즐길 수 있다.

요점은 이렇다. 증류수부터 비타민수까지 대안 음용수는 체내에 독소를 쌓이게 하고 질병의 위험도를 높이는 심각한 문제를 안고 있다. 알츠하이머병의 예방을 원한다면 어떤 식으로든 독소가 몸에 축적되는 것을 막아야 하기 때문에 이런 물은 멀리하는 게 좋다.

그렇다면 건강에 해롭지 않은 깨끗한 물을 어떻게 얻을 수 있을까? 두 가지 중 하나를 선택할 수 있다.

첫째는 수돗물을 안전하게 마실 수 있도록 재여과하고 정화하는 가정용 정수 필터를 설치하는 방법이다. 시중에는 여러 가지 필터가 나와 있다. 각각 다른 방식으로 물을 여과한다. 그러므로 사전에 조사를 철저히 하여 어떤 종류의 필터나 정수기가 자신과 가정에 가장 적합한지 판단해야 한다.

둘째는 가까운 곳에 있는 산의 천연 샘이나 약수터를 찾아 물을 길어오는 방법이다(광범위한 오염으로 청정 샘을 보기 힘들어졌지만 잘 찾아보면 아직 남아 있다). 이런 '살아 있는 물'은 최고의 건강수라고 해도 지나친 표현이 아니다. 가장 자연적이고 깨끗한 상태의 물이기 때문이다. 이런 물은 증류수나 알칼리수와 달리 자연적인 중성(pH 6.5~7.5)의 물로 장기간 마셔도 안전하다.

이처럼 샘물을 길어오거나 가정에 효과적인 정수 장치를 설치하는 것이 건강을 위해 우리가 할 수 있는 최선의 방법이다. 깨끗한 물을 충분히 마시면 체중 유지와 소화 기능의 개선, 영양소의 효과적인 흡수, 해독, 혈액 순환 증진을 꾀할 수 있다. 따라서 현재의 건강을 지키고, 앞으로 알츠하이머병 같은 만성 질환을 예방하는 데 가장 먼저 필요한 일은 깨끗한 물을 충분히 마시는 것이라는 사실을 명심해야 한다.

백신의 문제점

이 책에서 여러 차례 언급되었듯이 알츠하이머병 환자의 뇌는 베타아밀로이드 단백질이 축적되어 플라크를 생성한다. 그 주원인은 염증이다. 무엇이 이런 염증을 유발하는지에 관해서는 앞서 충분히 설명했다. 그러나 이런 염증의 가장 주된 출처 중 하나가 백신이라는 사실은 많은 사람에게 충격적으로 느껴질 듯싶다. 백신 접종은 선진국에서 태어나는 사람이라면 반드시 거쳐야 하는 사실상의 '통과 의례'로 인식되기 때문이다.

백신은 특정 질병의 예방을 위해 개발된다. 하지만 백신 주사를 맞으면 우리 몸에 생체 물질과 화학 물질의 혼합물이 들어온다. 그 혼합물은 신경계를 비롯해 우리 몸의 여러 주요 기관에 심각한 피해를 일으킬 수 있다. 제약업계와 그들의 정부 협력 기관들은 계속 부인하겠지만 그런 피해를 뒷받침하는 증거가 계속 늘어나고 있다(백신의 부작용에 관해 더 많은 정보를 원한다면 내가 쓴 책 《예방 접종이 오히려 병을 부른다》를 참고하기 바란다).

백신이 우리 건강에 왜 그토록 큰 피해를 주는지 간단히 설명해보겠다. 백신에는 예방 대상이 되는 특정 질병의 원인 병원체가 약화된 상태로 들어 있다. 인체에 해가 없게 만든 그 병원체가 우리 몸에 들어오면 면역 체계의 반응으로 그에 해당하는 항체가 만들어져 앞으로 계속 그 질병을 예방할 수 있다는 것이 기본적인 백신의 원리다.

그러나 백신에 들어 있는 병원체는 유해하지 않도록 최대한 약화된 상태이기 때문에 해당 질병을 일으키는 실제 병원체에 대한 면역 반응을 촉발하기 어렵다. 그 때문에 모든 백신에는 우리 몸의 면역 체계가 약화된 병원체에도 반응하도록 해주는 보조제가 들어간다. 주로 수산화알루미늄이나 인산알루미늄 같은 화학 물질이다. 그러한 화학 물질 외에 면역 체계의 반응을 유도하기 위해 박테리아 내독소나 그람 음성균의 세포 외막이 추가되는 경우도 있다.

이 같은 화학 물질과 생체 물질로 만든 보조제를 사용하는 것은 그 물질의 독성 때문에 면역 체계가 자동적으로 그에 반응하기 때문이다. 하지만 백신이 촉발하는 이런 충격 효과는 우리 몸 안에서 강력한 염증 폭풍을 일으킨다. 게다가 대다수 백신은 우리가 어릴 때에 접종된다. 아직 완전히 발달하지 못한 취약한 상태의 신경계가 염증으로 더 큰 피해를 입을 수 있다는 뜻이다. 성인에게 신경독으로 작용하는 물질은 어린아이의 발달 중인 신경계에 훨씬 더 해롭다.

특히 어린아이가 태아 시절 스트레스를 받았다거나, 태어난 뒤에 불안정한 환경에서 스트레스를 받았다거나, 영양 부족에 시달렸거나, 다른 건강 문제를 겪었거나, 또는 알츠하이머병을 비롯해 신경 관련 질환에 취약한 가족력이 있을 때는 그 피해가 더욱 커질 수밖에 없다.

따라서 백신을 거듭 접종받아 신경계에 계속 손상을 가하게 되면 자폐증과 알츠하이머병 등 여러 질병이 쉽게 생길 수 있는 환경이 만들어진다.

더 놀라운 소식이 있다. 얼마 전 스웨덴의 카롤린스카 연구소와 캐나다의 라발 대학에서 실시한 연구는 일종의 예비 임상 시험으로 알츠하이머병의 백신 개발이 가능하다는 점을 시사했다.

각 연구팀은 알츠하이머병 환자의 뇌에 축적된 베타아밀로이드 플라크에 대한 항체를 생성하도록 면역 반응을 일으킬 수 있었다고 주장했다. 사실이라면 의학적 쾌거가 아닐 수 없다. 하지만 이런 사실을 한번 생각해보라. 라발 대학에서 실시된 연구는 제약 대기업 글락소스미스클라인의 후원을 받았다. 연구팀은 뇌의 면역 세포를 자극하는 분자가 모노포스포릴지질(MPL) A라고 밝혔다. MPL은 글락소스미스클라인이 오래전부터 사용해온 백신 보조제였다. 만약 알츠하이머병 백신이 개발된다면 전 세계의 언론을 통해 널리 홍보되면서 제약사는 엄청난 수익을 올릴 것이다. 아주 기막힌 돈벌이인 셈이다.

앞서 살펴보았듯이 알츠하이머병의 발병에 영향을 미치는 요인은 환경적 요인, 식생활과 관련된 요인, 생활 습관에 속하는 요인 등 아주 많다. 백신은 그중 하나이면서 또한 쉽게 제거할 수 있는 요인이다. 다른 식으로 면역을 강화하는 방법이 적지 않기 때문이다(내가 쓴 책《예방 접종이 오히려 병을 부른다》에는 백신 없이 질병을 막아내도록 면역 체계를 강화하는 대안적인 방법들이 자세히 소개되어 있다).

숙면이 보약인 이유

수면은 우리 몸의 가장 중요한 기능 중 하나다. 규칙적으로 잠을 충분히 자지 않으면 온갖 건강 문제에 취약해진다. 잠이 부족하면 피곤하고, 초췌해지며, 스트레스를 받고, 짜증이 난다.

그뿐 아니라 수면 장애는 체내 염증을 악화시킬 수 있다. 물론 거기에는 알츠하이머병으로 이어지는 염증도 포함된다. 우리의 수면 주기는 멜라토닌이라는 호르몬의 지배를 받는다. 멜라토닌은 졸음을 유도하며, 우리가 밤 동안 계속 잠을 잘 수 있도록 해 준다.

업무로 인해, 아니면 생활 습관적으로 불규칙하게 잠을 잔다거나 또는 체내의 멜라토닌 생성이 부족해 자연적인 수면 리듬이 깨지면 우리 몸은 과도한 스트레스를 받아 체중 증가와 독소 축적, 피로 등 많은 문제를 일으킨다. 특히 주목할 점은 만성적인 수면 장애가 알츠하이머병의 조기 발병에 직간접적으로 연결되어 있다는 사실이다.

멜라토닌은 건강기능식품으로 보충할 수 있지만 늘 그렇듯 가장 좋은 것은 역시 자연적인 체내 생산이다. 멜라토닌은 송과선이 만드는데 송과선은 신체가 햇빛에 노출되는 수준에 따라 멜라토닌의 생산량을 조절한다. 우리가 아침에 잠에서 깨고 낮 동안 깨어 있는 것, 또 어두운 방에서 더 푹 잘 수 있는 것도 바로 그 때문이다.

따라서 잠자리에 들기 몇 시간 전에 멜라토닌 생산에 적합한 조건을 만들어주면 숙면을 취할 수 있다. 해 질 녘처럼 조명을 어둡게 하고, 컴퓨터나 휴대전화 같은 전자 기기 사용을 피하면 그런 조건이 조성된다. 또 스탠드 같은 전등을 침실 밖에 두는 것도 좋다. 그러면 더 쉽게 잠들 수 있을 뿐 아니라, 더 깊이 더 오래

푹 잘 수 있다.

　숙면은 우리가 우리 자신을 위해 할 수 있는 최선의 일 중 하나다. 잠만 잘 자도 계속 건강을 유지하며 활력 있게 지낼 수 있기 때문이다.

제6장
알츠하이머병 발병 후 관리하기

알츠하이머병의 끔찍한 특징 중 하나는 발병 후 수년 동안 아무 증상이 나타나지 않는다는 사실이다. 그래서 실제로 증상이 나타났을 때는 너무 늦어 손을 써도 소용이 없다며 체념하는 경우가 많다.

　알츠하이머병이 일단 시작되면 치료할 방법이 없다고 생각하는 사람들이 많은데, 그들을 탓할 수는 없다. 주류 의학계의 견해가 그렇기 때문이다. 그러나 내가 고대 인도의 전통 의학 아유르베다를 경험해보고 깨달은 바에 따르면, 건강 회복에는 결코 너무 늦었기 때문에 안 된다는 법이 없다는 사실이다.

　질병은 우리 몸이 도움을 구하는 절규라고 할 수 있다. 가장 기본적인 차원에서 보면 우리 몸은 스스로 지탱할 수 있게 만들어졌다. 어떤 대가를 치르더라도 자신의 파멸을 피하려는 복잡하고 신비로운 시스템이다. 또 그러기 위해 우리 몸은 놀라운 일을 해낸다. 그 바탕에는 강한 생존 본능이 깔려 있다.

　질병이란 조직이나 시스템이 괴사되는 과정을 우리 몸이 차단하는 하나의 방식이다. 그 과정을 막지 않으면 종말을 피할 수 없게 된다. 따라서 질병, 특히 만성 질환은 우리 몸이 자가치유를 위해 모든 수단을 강구했지만 그 정도로는 부족하기 때문에 추가적인 도움이 필요하다고 알려주는 명확한 신호다. 다시 말하자면 몸의 자가치유에 몸 주인의 도움이 필요하다는 뜻이다.

모든 기능이 제대로 돌아가는, 균형 잡힌 건강한 몸은 만성 질환을 일으키지 않는다. 만성 질환은 반드시 근본적인 원인이 있다. 그 원인을 알아내 최대한 빨리 해결하면 거의 모든 상황에서 우리는 건강을 되찾을 수 있다.

무엇보다 포기하지 않는 것이 가장 중요하다. 자신의 몸과 질병이 보내는 신호를 재빨리 파악하고 균형 잡힌 순수한 생활 방식을 채택함으로써 몸의 자가치유 과정을 적극 도와야 한다.

하지만 주류 의학은 그 정반대로 말한다. 우리 몸을 단순하고 기계적인 시각으로 파악하기 때문이다. 우리 몸의 내재적인 지능을 무시하라고 가르치며, 질병을 치료하는 유일한 방법은 우리 몸 외부에 있는 것, 즉 의사와 약에 의존하는 것임을 믿으라고 강요한다. 초점을 내부에서 외부로 돌리는 것이다.

우리 건강의 통제권을 제약사에 넘기려는 기발한 술책이 아닐 수 없다. 아울러 주류 의학계는 우리에게 몸이 전하려는 메시지를 듣지 말고 병을 두려워하라고 가르침으로써 모든 윤리적인 경계마저 허물었다. 그 과정에서 영양 공급, 환경적 요인, 생활 습관, 그리고 무엇보다 우리 몸이 가진 자가치유의 능력은 완전히 무시되고 말았다.

물론 알츠하이머병을 완치할 방법은 아직 없다. 부인할 수 없는 사실이다. 또 알츠하이머병의 증상을 최소화하기도 너무 어렵다. 이 역시 사실이다. 그 때문에 발병 후 병마와 싸우기보다 사전에 예방하는 편이 훨씬 낫다는 것은 두말할 필요가 없다. 하지만 내 생각은 이렇다. 알츠하이머병의 치료와 관리가 그토록 힘든 것은 불가능하기 때문이 아니라 의료업계가 병을 오히려 악화시키는 방식으로 치료하려고 애쓰기 때문이다.

노인 요양원에 가면 흔히 휠체어를 탄 알츠하이머병 환자들이 TV 앞에 모여 있는 모습을 보게 된다. 그들은 주로 아리셉트나 나멘다 등의 처방약을 복용한다. 제약사들은 그 약들이 알츠하이머병의 진행을 늦추고 증상을 억제하거나 관리할 수 있다고 주장한다. 그러나 그 약들은 한동안 약간 낫게 느끼도록 해주지만 나중에는 상태를 더 악화시킬 가능성이 있다.

또한 알츠하이머병 환자들은 불안증과 과민증을 다루는 항정신병 약도 복용한다. 하지만 항정신병 약은 당뇨병이나 심장병 등 2차적인 기저 질환을 악화시킬 수 있기 때문에 전체적으로 건강의 쇠락을 재촉하게 된다.

대부분의 요양원에서는 배경에 잔잔한 음악이 흐르고 환자들이 원하면 카드놀이를 할 수도 있지만 그 외에는 의미 있는 정신적 자극을 받을 기회가 거의 없다. 식사도 영양이 충분하지 않은 가공식품으로 제공되며, 유기농 식품은 찾아볼 수 없을 정도로 질이 낮다. 운동 치료를 어느 정도 받을 수도 있겠지만 온종일 앉거나 누워서 지낼 가능성이 크다.

운이 좋다면 가족이나 친구 또는 자원봉사자나 성직자들의 방문을 받을 수 있겠지만 거의 대부분은 사회적인 접촉이 극히 제한적이다. 전체 분위기도 아주 우울하다. 마치 세상이 그들을 포기한 듯하다.

그런 상황에서 어떻게 환자의 상태가 호전되기를 바랄 수 있겠는가? 현재의 상태로는 불가능하다는 게 나의 생각이다.

만약 그들이 증상의 발현 초기에 생활 방식과 습관을 바꾸었더라면 전부는 아니더라도 그중 다수는 요양원 생활을 피할 수 있었을 것이라고 나는 믿는다.

한번 생각해보라. 만약 그들이 아직 할 수 있을 때 운동을 시작하거나 식단을 바꾸었더라면 어떻게 되었을까? TV 앞에서 시간을 보내는 대신 좋아하는 취미 활동을 적극적으로 하거나, 스트레스를 완화하는 명상을 하거나, 항산화 성분이 풍부한 슈퍼푸드와 이로운 지방으로 식단을 보충했더라면 어떻게 되었을까? 또 그들이나 가족이 의약품 복용과 백신 접종은 병을 치료하고 예방하기보다 오히려 더 큰 피해를 끼친다는 사실을 알았더라면 어떻게 되었을까?

그에 대한 나의 답변은 이렇다. 만약 그들이 뇌 건강 유지에 반드시 필요한 정보를 얻을 수만 있었다면 그들의 운명은 달라졌을 가능성이 크다. 너무 많은 고령자가 노력하면 피할 수 있지만 실질적인 도움이 되는 정확한 정보를 얻지 못해 그토록 힘든 처지에 놓이게 되는 것은 비극이 아닐 수 없다.

알츠하이머병이 일단 시작되면 더는 할 수 있는 일이 없다는 게 주류 의학계와 제약업계의 주장이지만, 사실은 그렇지 않다. 발병 후에도 진행을 지연시키거나 심지어 역전시키고 증상을 완화하기 위해 할 수 있는 일이 많다. 우선 알츠하이머병이 시작된 다음의 관리에서도 그 병의 예방에 사용하는 조치가 도움이 될 수 있다. 이 병은 완치 방법이 없다고 하지만 우리 뇌의 회생 능력은 실로 놀라워서 염증의 원인이 해결되면 어느 정도 기능을 회복할 수 있다.

사람의 몸은 스스로 잘못된 곳을 고칠 수 있도록 만들어졌다. 하지만 주류 의학은 우리 몸의 이 같은 회생 능력을 경시하거나 무시하는 경향이 있다. 그러나 만성 질환은 해독과 건강한 식단 그리고 생활 습관의 교정을 통해 전적으로 예방이 가능하다. 이 것은 누구도 부인할 수 없는 사실이다.

알츠하이머병의 경우에는 뇌의 염증이 잘못된 식습관에 의해 생기든, 운동 부족에 의해 생기든, 환경 독소 노출에 의해 생기든, 의약품에 들어 있는 독성 물질에 의해 생기든, 또는 어떤 다른 위험 인자에 의해 생기든 간에 별 차이가 없다. 독소 노출이나 다른 유해한 영향이 중단되고 충분한 영양 공급이 이루어지면 뇌 세포가 감소한 사람도 좀 더 정상적인 삶을 되찾을 수 있다.

뇌의 회생 능력이 얼마나 대단한지를 보여주는 놀라운 연구 결과가 있다. 뉴질랜드 오클랜드 대학과 스웨덴 칼슨 신경과학연구소의 공동 연구팀은 뇌가 손상된 부분을 스스로 복구할 수 있다는 주장에 힘을 실어주는 세포 경로를 발견했다. 8년에 걸친 그 연구는 뇌가 새로운 줄기세포를 생성할 수 있음을 입증했다. 그 줄기세포는 분화되어 뇌의 회백질을 포함해 다양한 조직으로 발달할 수 있다. 이런 세포가 뇌의 손상된 부위에 들어가 파괴된 세포를 대체하면 베타아밀로이드 플라크의 생성을 막을 수 있다. 이 연구는 뇌의 줄기세포가 특정 세포 경로를 통해 이동함으로써 상황이 악화하기 전에 손상된 부분을 복구할 수 있다는 사실을 확인했다.

뇌의 자가회생 능력이 줄기세포와 긴밀하게 연관되어 있기 때문에 줄기세포가 실제로 무엇인지 명확히 아는 것이 중요하다. 이를 통해 우리 몸이 얼마나 놀라운 능력을 가졌는지, 또 뇌세포가 손상되었을 때 뇌가 그 부위를 재생하는 메커니즘이 얼마나 놀라운지 감탄할 것이다.

줄기세포는 우리 몸의 여러 부위에 존재하는 미분화 세포 집단의 한 형태로, 우리 생명의 가장 초기 단계부터 살아 있는 동안 내내 여러 가지 서로 다른 형태의 세포로 발달할 수 있는 놀라운 능력을 갖고 있다. 즉 특정 조건 아래서 특정 기능을 가진 조직이나 기관에 적합한 세포로 분화한다.

위장이나 골수 같은 일부 기관에서는 노화되었거나 손상된 조직을 교정하거나 대체하기 위해 줄기세포가 수시로 분화한다. 그와 달리 췌장이나 심장 같은 기관에서는 특정 조건 아래서만 분화한다.

이 같은 줄기세포의 분화와 전환 과정은 우리 생애 내내 지속적으로 이루어진다. 다시 말해 줄기세포는 우리가 성장하고 발달하고 자가치유하는 메커니즘의 일부다. 그러므로 우리는 우리 몸이 가진 내재적인 지능을 사용해 자가치유할 수 있는 놀라운 능력을 절대 과소평가하면 안 된다. 이런 자연적인 회생 욕구는 무엇보다도 우선시되는 생존 본능과 발전 의지에서 비롯된다.

다시 한번 강조하지만 알츠하이머병을 완치할 방법이 없다 해도 뇌는 스스로 복구할 수 있는 능력을 갖고 있다. 따라서 뇌의 손상과 변성을 막는 데 도움을 줄 수 있는 방법은 뇌의 회생과 복구에도 도움이 된다. 균형 잡힌 식단, 적절한 운동, 간과 담낭 같은 주요 기관의 규칙적인 내부 청소, 숙면, 스트레스 관리가 그것들이다.

만약 가족 중 한 사람이 알츠하이머병에 걸렸다거나 자신에게 그런 증상이 있다고 의심될 때는 누구나 좀 더 특정한 치료 방법을 원하게 된다. 알츠하이머병의 예방에 도움이 되는 방법이 증상 관리와 치료에도 도움이 될 수 있지만, 특별히 병의 진행을 역전시킬 강력한 자연요법이 있다. 이 장에서는 알츠하이머병의 진행을 지연시키고 증상을 멈추거나 역전시키는 데 도움이 되는 자연요법 몇 가지를 소개하고자 한다. 여기서 제시된 방법이 알츠하이머병으로 어려움에 처한 사람들에게 희망을 줄 수 있기를 진심으로 기대한다.

정신적인 활동성을 유지하라

우리 뇌는 많이 사용하지 않고 자주 자극받지 않으면 인지 기능을 잃기 시작한다. 그러나 뇌의 인지적인 활동성을 유지하면 알츠하이머병의 발병 시기를 늦추는 데 상당한 도움이 될 수 있다. 학술지《신경과학》에 발표된 캘리포니아 대학(어바인 캠퍼스)의 연구 결과가 이 같은 사실을 뒷받침해준다.

연구팀은 뇌에 베타아밀로이드 플라크가 형성되도록 유전자를 조작한 실험 쥐를 두 그룹으로 나눈 뒤에 한 그룹은 수조에서 특정 지점으로 헤엄쳐 가도록 매일 훈련했고, 다른 그룹은 훈련 없이 수조 안에서 원하는 대로 헤엄치도록 그냥 두었다. 그러고 나서 쥐들이 생후 2개월 때부터 6, 9, 12, 15개월일 때 뇌의 베타아밀로이드 플라크 양을 검사했다.

검사 결과 첫 1년 동안 훈련받은 쥐들의 베타아밀로이드 플라크는 그렇지 않은 쥐들에 비해 적게 나타났다. 그러나 15개월째가 되자 두 그룹 사이의 뇌 변성(베타아밀로이드 플라크의 양) 수준이 엇비슷해졌다.

이러한 결과는 생의 초기에 하는 학습이 장기적으로 뇌 건강 유지에 도움이 되지만 중년에 들어서서도 새로운 학습을 계속할 필요가 있다는 점을 시사한다. 이 같은 지속적인 학습을 통한 뇌의 자극이 뇌 신경 세포의 새로운 연결과 기존 연결망의 강화에 기여하여 기존의 뇌 건강 수준이 계속 유지되거나 강화될 수 있다. 논문의 주 저자인 킴 그린은 "낮은 수준의 학습일지라도 알츠하이머병의 병리 현상과 인지 기능의 저하를 줄이는 데 그만큼 큰 효과를 낸다는 사실에 우리는 매우 놀랐다"라고 밝혔다.

따라서 십자말풀이나 연극 관람 등 환자가 즐길 수 있고, 단순하면서도 정신적으로 자극이 되는 활동은 알츠하이머병의 진행을 늦추거나 중단시키는 데 도움이 될 수 있다. 열쇠는 정신적인 활동성을 유지하는 것이다.

동종요법

미국 국립동종요법센터(NCH)는 동종요법이 알츠하이머병의 증상을 완화하거나 역전시키는 데 효과적일 수 있다는 여러 연구 결과를 발표했다. 동종요법은 오래전부터 다양한 질병의 치료에 효과가 있다고 알려져왔지만 이제 알츠하이머병까지 포함시켜야 할 듯싶다.

전통적인 동종요법의 주된 목표는 각 환자의 주요 병리 특성을 완화하는 최적의 치료책을 찾는 것이다. 개인의 조건에 맞추어야 하기 때문에 환자에 따라 달라진다.

자신이나 가족이 알츠하이머병 증상에 시달린다면 동종요법을 전문으로 하는 치료사를 찾아 개인의 특수한 필요성에 맞춘 치료 계획을 짜는 것이 바람직하다.

알츠하이머가 아니라 비타민 B₁₂ 결핍증이 아닐까?

현대 사회에서는 여러 필수 비타민과 미네랄의 만성적인 결핍을 겪는 사람이 많다. 코발라민으로 불리는 비타민 B_{12}도 예외가 아니다. 비타민 B_{12}가 부족하면 여러 가지 건강 문제가 일어날 수 있지만 겉으로 잘 드러나지 않아 결핍인지 모르고 지내는 경우가 많다. 또는 고령층의 경우 비타민 B_{12} 결핍증이 알츠하이머병으로 잘못 진단되기도 한다.

나이가 들수록 비타민 B_{12} 결핍은 더욱 흔해진다. 연구자들은 미국의 고령자 중에서 비타민 B_{12} 결핍이지만 그런 사실을 알지 못하고 지내는 사람이 약 100만 명에 이르는 것으로 추정하고 있다. 그리고 많은 경우 의사들은 비타민 B_{12} 결핍증을 알츠하이머병으로 오인한다. 증상이 거의 같기 때문이다.

둘 사이의 가장 큰 차이점은 비타민 B_{12} 결핍의 경우 알츠하이머병과 달리 비타민 B_{12} 대체 요법으로 치료받으면 뇌 병변 등 알츠하이머병과 유사한 증상들이 완전히 사라진다는 것이다. 따라서 알츠하이머병 진단을 받은 환자가 비타민 B_{12} 요법으로 상태가 크게 호전된다면 알츠하이머병이 문제가 아니라는 사실을 확인할 수 있다.

또한 비타민 B_{12} 결핍인 사람의 뇌 촬영 사진에서 나타나는 신경 손상도 알츠하이머병 환자의 손상과 똑같아 보인다. 그래서 쉽게 치료할 수 있는 비타민 B_{12} 결핍증을 알츠하이머병으로 오해하고 치료를 포기하는 사람이 적지 않다.

그러므로 알츠하이머병 진단을 받으면 비타민 B_{12}를 건강기능식품으로 보충하기를 권한다. 일단 비타민 B_{12}는 안전하고 저렴하며 자연적이기 때문에 손해 볼 것이 없고, 또 자신이 진단받은 병이 알츠하이머가 아니라 쉽게 치료할 수 있는 비타민 결핍증일지도 모르기 때문이다.

영양요법으로 알츠하이머병을 치료할 수 있다

거대 제약사들이 개발한 알츠하이머 치료제는 거의 다 독성이 있고 효과가 의심스럽다. 그렇다면 부작용이 적으면서도 더 효율적으로 알츠하이머병의 진행을 늦추는 방법은 없는 것일까? 매사추세츠 공과대학(MIT)의 과학자들이 실시한 연구에 따르면, 완전히 자연적인 영양소의 특별한 조합이 그와 같은 결과를 가져다줄 수 있다.

연구의 목적은 표적화된 영양요법으로 알츠하이머병 환자의 인지 기능과 기억력을 개선할 수 있는지 확인하는 것이었다. 학술지 《알츠하이머병과 치매》에 발표된 이 연구 결과는 우리딘, 콜린, 오메가3 지방산(DHA) 등 몇 가지 영양소의 조합이 새로운 뇌 신경 세포 연결망의 성장을 촉진하여 알츠하이머병 환자의 기억과 인지 기능을 개선할 수 있음을 보여주었다.

이런 영양소는 실제 뇌세포의 구성을 모방한다. 아울러 그것들은 모두 자연적으로 얻을 수 있는 영양소다. 우리딘은 비트와 당밀에, 콜린은 달걀노른자와 밀 배아에, DHA는 해양 식물성 플랑크톤과 호두, 생선에 많이 들어 있다.

이 연구를 주도한 MIT 뇌-인지 과학 교수 리처드 우르트먼은 이렇게 말했다. "뇌 신경 세포의 연결망을 늘림으로써 그 수를 증가시킬 수 있다면 알츠하이머병에 수반되는 인지 기능 상실을 어느 정도 피할 수 있다."

이 같은 가설을 확인하기 위해 MIT 연구팀은 알츠하이머병 환자 225명을 대상으로 3개월 동안 임상 시험을 실시했다. 환자 중 절반은 매일 세 가지 영양소의 혼합물을 액체 형태로 복용했고, 나머지 절반은 대조 그룹으로 매일 위약을 복용했다.

테스트 결과는 놀랍게도 영양소 혼합물을 복용한 그룹 중 거의 절반에서 기억과 인지 기능이 크게 개선된 것으로 나타났다. 우리딘과 콜린, DHA가 알츠하이머병의 효과적인 관리에 강력한 보조제가 될 수 있다는 뜻이다.

알파 리포산

알츠하이머병의 관리에 도움이 되는 또 다른 강력한 항산화 물질은 알파 리포산(ALA)이다. ALA는 알츠하이머병의 예방만 아니라 발병 후의 치료에도 효능이 좋다. 혈액–뇌 장벽을 쉽게 넘나들 수 있으며 자유 라디칼 제거에도 효과적이기 때문이다.

한 연구에서 알츠하이머병 환자들이 ALA 600mg을 매일 1년 동안 복용했을 때 인지 기능이 안정된 상태를 보였다. 연구 기간을 4년으로 연장하자 ALA를 꾸준히 복용한 환자들은 아무런 처치를 받지 않거나 시판되는 다른 약으로 치료받은 환자들보다 증상의 진행이 큰 폭으로 느려졌다.

연구팀에 따르면, ALA는 다양한 방식으로 작용한다. 우선 알츠하이머병의 증상을 일으키는 자유 라디칼을 제거한다. 또한 자유 라디칼 생성을 촉진하는 특정 금속을 없앤다. 그리고 글루타티온 같은 필수 화합물의 수치를 낮추는 특정 금속을 중화시킨다. 글루타티온 결핍은 알츠하이머병을 포함한 고령 관련 질병을 일으킬 수 있다.

마지막으로 ALA는 염증 완화에도 효과적이다. 연구팀은 ALA를 강황의 성분인 커큐민과 해양 식물성 플랑크톤에서 추출하는 DHA 등 다른 강력한 영양 성분과 함께 복용하면 효과가 더 좋을 수 있다고 설명했다.

ALA는 시금치, 브로콜리, 완두콩, 맥주 효모, 싹양배추, 쌀겨 같은 식품에 아주 적은 양으로 함유되어 있다. 건강기능식품으로도 복용이 가능하다.

플라보노이드

신선한 과일과 채소에 함유된 성분이 질병 치료에 도움이 된다는 증거가 갈수록 늘어나고 있다. 수천 년 전부터 자연건강을 믿는 사람들이 잘 알고 있던 사실이 과학적으로 입증되고 있는 것이다. 이제 알츠하이머병도 예외가 아니라는 연구 결과가 나왔다. 그에 따르면, 플라보노이드를 섭취했을 때 알츠하이머병의 진행을 늦추거나 중단시키는 데 도움이 될 수 있다.

플라보노이드는 베리류, 포도, 오렌지, 레몬, 그레이프프루트, 양파, 차 등 여러 채소와 과일에 다량으로 함유된 항산화 성분이다. 심지어 초콜릿에도 들어 있다(그러나 시판되는 다크 초콜릿은 가공 처리 과정에서 플라보노이드가 거의 다 제거된다).

유해한 자유 라디칼을 제거하고 염증을 완화하는 강력한 항산화 물질로서 플라보노이드도 ALA와 비슷하게 작용한다. 그러나 플라보노이드는 혈액-뇌 장벽을 통과하기 어렵다. 그런 관점에서 보면 플라보노이드는 알츠하이머병을 표적으로 하는 치료보다는 전반적인 질병 예방책으로 더 효과적이다.

그럼에도 플라보노이드가 알츠하이머병의 관리에 효과가 있다는 일화적 증거가 많아지자 연구자들은 그런 증거에서 또 다른 메커니즘이 작동하는지 이전과는 다른 각도에서 알아보기로 했다. 영국 런던 킹스 칼리지에서 실시된 연구는 알츠하이머병 환자가 플라보노이드, 특히 에피카테킨으로 알려진 플라보노이드의 한 종류를 건강기능식품으로 복용했을 때 병의 진행을 늦추거나 중단시킬 수 있음을 보여주었다.

이 연구를 이끈 로버트 윌리엄스 박사는 이렇게 말했다.

"우리는 에피카테킨이 항산화 활동과 관련 없는 메커니즘을 통해 뇌세포의 손상을 막을 수 있다는 사실을 확인했다. (……) 우리의 연구 결과는 플라보노이드가 풍부하게 함유된 식품이나 건강기능식품을 섭취하면 치매의 시작이나 진행에 영향을 미칠 수 있다는 일반적인 개념을 뒷받침한다."

카페인도 도움이 될 수 있다

사우스플로리다 대학에서 실시된 연구에 따르면, 카페인 요법으로 인지 장애를 멈출 수 있을 뿐 아니라 역전시킬 수도 있다.

연구팀은 알츠하이머병에 걸리기 쉽도록 유전자를 조작한 실험 쥐를 두 그룹으로 나누어 한 그룹에는 일반 사료와는 별도로 카페인을 물에 타서 먹였고, 다른 그룹에는 물만 먹였다. 2개월 뒤에 인지 기능을 검사했을 때 카페인을 투여한 쥐들이 그렇지 않은 쥐들보다 더 나은 점수를 받았다.

맹물만 먹은 쥐들은 인지 기능이 계속 저하된 반면, 카페인을 투여한 쥐들은 알츠하이머병의 징후가 전혀 없는 쥐들과 동등한 수준의 작업 기억 능력을 보였다. 연구팀은 또 카페인의 염증 완화 능력 덕분에 쥐들의 뇌에서 베타아밀로이드의 양도 줄일 수 있었다고 결론지었다.

특히 하루 커피 다섯 잔에 해당하는 카페인을 투여한 고용량 접근법의 효과가 컸다. 논문의 주 저자 중 한 명인 게리 아렌대시 박사는 "우리 연구는 카페인이 알츠하이머병의 예방만이 아니라 치료에도 사용될 수 있다는 점을 시사한다"라고 말했다.

앞서 여러 차례 설명했지만 카페인은 충분한 물 섭취로 탈수 작용을 상쇄하지 않으면 해로울 수 있다. 또한 카페인은 수면 패턴을 교란해 호르몬 문제를 일으킴으로써 알츠하이머병을 비롯한 여러 질환을 초래할 수도 있다. 따라서 카페인을 섭취할 때는 반드시 아침 시간을 이용해야 한다. 그러나 그런 문제에도 불구하고 기억 상실에 시달린다면 적정량의 카페인 섭취를 시도할 만하다.

질병을 예방하는 최강의 영양 식품 올리브 오일

올리브 오일은 오래전부터 건강에 좋은 식품 중 하나로 알려졌다. 이로운 지방과 항산화 성분이 풍부한 올리브 오일은 여러 가지 질병을 막을 수 있는 최강의 영양 식품이다. 체내에서 자유 라디칼에 의한 피해를 줄이고, 산화 스트레스를 완화하며, 염증을 진정시킨다.

또한 올리브 오일에는 알츠하이머병의 진행을 중단시킬 수 있는 자연 물질이 들어 있다. 올리브 오일 특유의 풍미를 내는 올레오칸탈이 그것이다. 올레오칸탈은 체내의 독소를 제거하고 혈류의 베타아밀로이드 수치를 줄여 알츠하이머병의 진행을 억제할 수 있다. 맛도 좋아 일상 식단에 포함시켜도 된다. 하루 테이블스푼 2개 정도(30ml)의 섭취를 권장한다.

뇌의 스위치를 다시 켜주는 코코넛 오일

신경 변성 질환의 예방에 도움이 되는 이로운 지방산과 폴리페놀을 다량 함유한 식품으로 잘 알려진 것이 올리브 오일이지만, 그에 못지않은 것이 바로 코코넛 오일이다.

건강에 좋은 지방과 항산화 성분이 풍부한 코코넛 오일은 수천 년 동안 코코넛을 재배해온 여러 문화권에서 치유의 식품으로 여겨져왔다. 특히 알츠하이머병의 예방에 효과가 좋은데, 그 병의 진행을 중지시키고 심지어 역전시키기도 한다.

코코넛 오일에 관해서라면 주류 의학계를 놀라게 한 메리 뉴포트 박사와 그녀의 남편 스티브 이야기를 빼놓을 수 없다. 결혼 생활 36년 뒤부터 메리는 스티브의 기억이 조금씩 사라지기 시작한다는 사실을 알아챘다. 회계사이자 수학자로서 뛰어난 기억력을 가졌던 스티브가 어느 날인가부터 열쇠를 어디에 두었는지, 무슨 약속이 있는지 잊어버리기 시작했다.

그때부터 그의 기억 상실은 서서히 악화되었다. 평생 해왔던 회계 업무에서 실수가 계속 나왔다. 또 우울증 진단을 받고 항우울제를 복용하기 시작했다. 하지만 기억력은 더 나빠졌다. 드디어 전등을 어떻게 켜는지조차 기억할 수 없게 되었을 때 알츠하이머병에 걸린 것이 확실해졌다.

메리는 스티브를 신경과 전문의에게 데려갔다. 의사는 그에게 알츠하이머병 치료제로 아리셉트, 나멘다, 엑셀론을 처방했다. 그러나 스티브의 상황은 좀처럼 호전될 기미를 보이지 않았다. 식탁에서 나이프와 포크를 어떻게 사용하는지, 신발을 어떻게 신는지도 잊어버렸다. 하루 종일 혼란한 상태로 아무런 목적 없이 집 안을 돌아다녔다. 가까운 친척도 못 알아보더니 결국 장녀마저 알아보지 못했다.

메리는 스티브를 새로 개발된 알츠하이머병 치료제의 임상 시험에 참여시키려 했다. 하지만 그때는 이미 스티브의 상태가 나빠질 대로 나빠져 임상 시험 참여 조건을 충족시킬 수조차 없었다. 검사에 따르면, 그는 알츠하이머병 유발 유전자를 갖고 있으며, MRI 사진으로 보았을 때 해마가 위축되어 있었고 전두엽과 두정엽의 손상이 심했다. 스티브는 단기 기억은 전혀 없었고, 장기 기억도 심하게 나빠진 상태였다. 그래도 가끔씩 그의 옛 모습이 다시 나타나기도 했다.

그 무렵 의사인 메리는 케타신이라는 새로운 알츠하이머병 치료제에 관한 이야기를 들었다. 특히 그 약의 임상 시험에 참여한 환자 중 절반가량이 크게 호전된 것으로 알려졌다. 아리셉트나 나멘다 같은 약이 소수의 환자들에게만 증상의 악화를 늦출 수 있는 데 비해 케타신은 많은 환자의 증상을 아예 역전시킬 수 있다는 사실이 놀라웠다.

메리는 케타신에 관한 정보를 찾다가 특허 출원에 사용된 그 약의 성분표를 발견했다. 뜻밖에도 주성분이 코코넛에서 추출한 중쇄지방산(MCT)이었다.

스티브는 케타신 임상 시험에 참여할 수 없었지만 메리는 그 대신 코코넛 오일을 사용해보기로 했다. 다음 날부터 메리는 코코넛 오일 두어 스푼을 그의 음식에 섞었다. 그렇게 한 지 며칠 되지 않아 스티브는 메리에게 "뇌의 스위치가 다시 켜진 것 같다"라고 말했다. 예전의 그로 서서히 돌아오고 있었다.

코코넛 오일 치료를 시작한 지 2개월 뒤에 메리는 다음과 같이 일기에 적었다.

"남편이 코코넛 오일을 먹기 시작한 지 60일이 지났다. 그이는 매일 아침 기분 좋게 주방으로 걸어와서는 수다를 떨며 농담을 한다. 걸음걸이는 아직 어색하지만 떨림 증상은 많이 줄었다. 이제는 집 안이나 마당에서 하고자 하는 일에 집중할 수 있고 손에 잡은 일을 끝까지 해낸다. 코코넛 오일 치료를 하기 전에는 내가 참견하지 않으면 주의가 곧바로 산만해져서 손에 잡았던 어떤 일도 마무리하지 못했다."

뇌 촬영 사진은 스티브의 뇌 변성이 중단되었을 뿐 아니라 그의 뇌가 회생되고 있음을 보여주었다. 거대 제약사들이 부러워할 만한 놀라운 호전이었다.

도대체 어떻게 이런 기적 같은 일이 일어날 수 있을까? 사실 아주 간단하다. MCT는 우리 몸에서 케톤으로 알려진 특별한 화합물의 생산을 늘린다. 케톤은 지방이 에너지로 사용되기 위해 분해될 때 생긴다. 우리 몸은 탄수화물을 에너지원으로 사용할 수 없을 때 저장된 지방을 소모하기 시작한다. 그 과정에서 케톤이 생성된다.

건강한 뇌세포는 주된 에너지 연료로 포도당을 선호한다. 그러나 기능에 문제가 생겨 포도당을 효율적으로 대사할 수 없는 뇌에는 케톤이 강력한 에너지를 제공한다. 연구에 따르면, 뇌세포가 케톤을 대사할 때는 포도당보다 25%나 더 많은 에너지를 얻는다. 또 케톤은 뇌의 혈류를 40% 정도 증가시킨다.

의사들이 발작 장애 환자에게 저탄수화물 고지방 다이어트를 처방하는 것도 그런 이유에서다. 이처럼 놀라운 능력을 가진 케톤의 생산을 촉진하는 MCT가 코코넛 오일에 듬뿍 들어 있다. 더욱이 코코넛 오일은 독성이 없고 맛도 좋으며 여러 비타민과 미네랄, 식이섬유가 가득하다.

그렇다면 어떤 코코넛 오일을 얼마나 복용해야 할까? 코코넛 오일의 효과를 조사한 알츠하이머병 연구 대부분은 하루 테이블스푼 5개 분량(74ml)의 엑스트라 버진 코코넛 오일을 사용했다.

그러나 지속적으로 복용할 때는 테이블스푼 3개 분량(44ml) 이하가 적당하다.

코코넛 오일의 효과가 너무 좋아 믿기 어렵다고 생각할 수도 있지만 이를 뒷받침하는 과학은 굳건하다. 수천 년 동안 코코넛을 재배해온 문화권에서는 코코넛 오일을 많은 질병의 치료제로 여긴다. 독성이 없고 자연에서 직접 얻는 것인 데다 맛도 좋기 때문에 시도해서 잃을 게 전혀 없다.

비타민 D와 강황

비타민 D와 강황의 알츠하이머병 예방 효과는 이미 다루었다. 이제 이 두 가지 슈퍼 영양소를 혼합하여 투여했을 때 알츠하이머병의 발병 이후에도 증상의 완화에 상당한 도움이 될 수 있다는 연구 결과를 살펴보자.

캘리포니아 대학(LA 캠퍼스) 데이비드 게펀 의과대학원의 연구자들은 비타민 D와 강황이 시너지 효과를 일으켜 면역 체계의 독소 제거를 촉진한다는 내용의 논문을 학술지《알츠하이머병》에 발표했다. 독소가 뇌에 쌓이면 염증을 일으키고, 알츠하이머병과 긴밀한 연관성이 있는 베타아밀로이드 플라크를 형성한다.

연구팀은 강황에 함유된 커큐민 성분과 비타민 D가 알츠하이머병에 대항해 한 팀을 이룰 수 있다는 사실을 확인했다. 커큐민은 백혈구가 베타아밀로이드 단백질과 결합할 수 있도록 돕고, 비타민 D는 백혈구의 독성 물질 중화를 촉진하기 때문이다.

연구팀은 알츠하이머병 환자의 혈액 샘플에 비타민 D3와 커큐민을 테스트하여 이런 효과를 관찰할 수 있었다. 혈액 샘플을 이 두 가지 영양소에 노출하자 면역 체계가 혈액 속의 독소를 신속히 제거했다.

이 결과는 햇빛이 풍부하고 강황을 많이 섭취하는 나라에서 알츠하이머병이 아주 적게 발생하는 이유를 설명해준다. 예를 들어 인도의 경우 알츠하이머병 환자는 65세 이상의 인구 중 1%에 불과하다. 반면 미국에서는 그 비율이 약 10%에 이른다.

또 알츠하이머병 환자들은 뇌 아밀로이드증이 있다. 면역 체계가 뇌에서 베타아밀로이드 단백질을 제거하지 못하는 상태를 가리킨다. 강력하고 안전한 영양소인 커큐민과 비타민 D는 우리 몸의 방어 시스템을 강화함으로써 베타아밀로이드 단백질 제거에 도움을 줄 수 있다. 알츠하이머병의 치료에서 이보다 더 상식적인 방법이 어디 있는가?

자리에서 일어나 몸을 움직여라

연구에 따르면, 운동은 알츠하이머병의 강력한 예방책일 뿐 아니라 발병 후의 진행을 늦추는 데에도 도움이 될 수 있다.

한국 동의대학에서 실시된 연구는 평균 나이 80세로 노인성 치매를 앓는 여성 30명을 대상으로 했다. 그 여성들은 기억 회상, 대상 식별, 읽기, 쓰기, 시공간 기억 능력에 대한 인지 평가를 받은 후 두 그룹으로 나뉘어 한 그룹은 일주일에 2~3일 하루 30~60분의 운동을 했고, 나머지 그룹은 운동을 하지 않았다. 6개월 뒤에 연구팀은 각 그룹의 상태 변화를 파악하기 위해 인지 평가를 다시 실시했다. 그 결과 운동을 하지 않은 그룹은 증상이 전혀 개선되지 않은 데 비해 운동을 한 그룹은 증상이 20% 정도 호전된 것으로 나타났다. 운동 기간을 6개월 더 연장하자 호전된 비율이 30%까지 높아졌으며, 입고 씻고 먹는 일상적인 활동도 더 잘 수행했다.

또 다른 연구 결과를 보자. 미국 캔자스 대학 의과대학원의 연구팀은 약 60명의 고령자를 대상으로 러닝 머신 테스트로 전반적인 체력을 알 수 있는 최고 산소 요구량을 측정한 다음 MRI 촬영으로 그들의 뇌 크기를 평가했다.

연구팀은 산소요구량이 많을수록, 다시 말해 전반적인 체력 상태가 좋을수록 뇌 위축 비율이 훨씬 낮다는 사실을 알아냈다. 이 결과는 운동이 모든 건강한 생활 습관의 기본을 이루며, 특히 알츠하이머병 예방에 중요한 역할을 할 뿐 아니라 발병 후의 증상 관리에도 상당한 도움이 될 수 있다는 점을 시사한다.

제7장

알츠하이머병을 두려워하지 말아야 할 이유

질병의 근본 원인을 정확히 안다면 그 지식을 활용해 사전에 그 질병을 예방할 수 있다. 또 질병을 예방하는 간단하고 자연적이며 오랜 세월에 걸쳐 검증된 방법이 있다면 그 질병을 앓고 있는 환자도 희망을 가질 수 있다. 이런 추론은 억지스럽지도 않고 어리석지도 않다.

지금까지 이 책을 통해 살펴보았지만 알츠하이머병의 예방, 그리고 심지어 관리와 치료에 도움이 되는 것으로 이미 검증된 자연적인 방법과 요법은 수백 가지나 된다. 따라서 제약업계의 번드르르한 선전과 광고에 귀 기울일 필요가 없다. 독성 있는 치료제를 사용할 필요도 없다. 무력함을 느끼거나 절망할 필요는 더더욱 없다.

물론 알츠하이머병을 완치할 방법은 없다. 그건 불행한 일이 아닐 수 없다. 하지만 약간의 상식과 유용한 정보, 부지런함만 있으면 누구든 알츠하이머병을 예방할 수 있고, 발병하더라도 증상을 완화하거나 심지어 역전시킬 수 있다. 무엇보다 우리는 자신의 건강을 증진할 수 있는 힘은 자신에게만 있다는 사실을 명심해야 한다.

여기서 열쇠는 우리의 몸이 기능을 제대로 수행하도록 지원하고, 필요한 경우 자연치료법으로 자가치유를 돕는 것이다. 진정으로 놀라운 것은 우리가 자연에서 태어났으며, 자연은 우리의 건강하고 질병 없는 삶에 필요한 모든 것을 내준다는 사실이다. 우리는 이처럼 자급자족하는 존재다.

자연의 법칙을 잘 따른다면 우리는 건강하게 오래 살 수 있다. 그러나 우리의 생활 방식과 습관, 주류 의학계의 세뇌로 길들여진 정신적 상태가 우리를 자연적인 삶의 방식에서 멀어지게 만들었다. 그와 함께 우리는 우리 몸이 원래 갖고 있는 지능의 소리를 듣지 않고 해로운 생활 습관과 화학 물질, 식품으로 우리의 몸과 마음을 공격하면서 비자연적인 길을 걷고 있다. 모든 질병이 생기는 이유가 거기에 있다. 알츠하이머병의 근본 원인도 바로 거기서 연유한다.

알츠하이머병은 누구나 가장 두려워하는 질병 중 하나다. 현재 전 세계의 알츠하이머병 환자는 약 4400만 명이다. 2012년만 해도 약 2600만 명이었다. 2050년이 되면 그 수는 3배로 늘어 1억 3500만 명 이상이 될 것으로 추정된다.

지금 우리는 알츠하이머병이나 다른 형태의 치매에 의해 직간접적으로 영향을 받지 않는 사람을 찾기 어렵다. 우리는 자신의 눈앞에서 망각의 늪으로 서서히 빠져들어간 누군가를 알고 있다. 알츠하이머병은 기억 전체를 파괴하는 무서운 질병이다. 가족과 가까운 친구도 몰라보게 만든다. 자신이 지금 어디에 있는지, 일상생활을 어떻게 해나가는지, 오늘이 몇 월 몇 일이고 무슨 요일인지, 심지어 자신이 누구인지조차 잊어버리게 한다. 영원한 치매 상태에서 무엇이 상상의 세계이고 무엇이 현실인지 구분할 수 없게 만든다.

그러나 알츠하이머병이라고 무조건 겁먹을 필요는 없다. 터무니없는 소리라고 생각할지 모르지만, 이 끔찍한 질병은 노화의 일부여서 돌이킬 방법이 없다는 사회적 통념과 달리 나는 분명히 희망이 있다고 말하고 싶다.

인생의 마지막까지 행복하고 건강하고 생산적인 삶을 살아간 사람을 많이 봤기 때문에 장담할 수 있다. 제약업계의 거짓말을 더는 믿지 않고 자신의 건강을 스스로 책임지기로 결심하면 얼마든지 가능한 일이다.

물론 우리는 나이가 들면서 몸과 정신이 약간씩 쇠락한다. 하지만 극심한 고통을 수반하는 알츠하이머병이 결코 피할 수 없는 노화의 일부는 아니다. 고령자 다수가 인지 능력의 저하를 겪지만 우리는 그게 불가피하게 겪어야 할 일이 아니라는 사실을 알고 있다. 80대, 심지어 90대에도 맑은 정신과 기억력을 유지하는 사람이 많다. 실제로 우리 주변에서 흔히 듣는 이야기가 아닌가? 알츠하이머병은 피할 수 없는 질병이라는 생각은 명백히 잘못된 것이다.

우리 몸은 스스로 지탱하도록 설계되어 있고, 그러한 목표를 달성하기 위해 놀라운 능력을 발휘한다. 심한 부상 등 우리 몸에 가해지는 스트레스가 임계점에 도달하기 전까지는 이런 능력이 계속 유지된다. 하지만 좋지 않은 생활 방식과 습관에 빠져들거나, 유해한 화학 물질과 독성 물질에 오랫동안 노출되거나, 엄청난 스트레스와 장기적인 불안 등 여러 가지 요인이 지속되면 우리 몸은 서서히 회생 능력을 잃고 무너지기 시작한다. 특히 그와 같은 스트레스로 인해 뇌에서 일어나는 세포 손상이 일반적인 수준을 넘어서면 그 여파가 알츠하이머병으로 나타나는 경우가 많다.

거듭 강조하지만 알츠하이머병은 예방은 물론이고, 심지어 어느 정도의 회복도 가능하다. 흔히 인생사에서 최상의 방어는 공격이라고 말한다. 알츠하이머병도 예외가 아니다. 간단한 방법과 자연요법으로 우리가 선제공격에 나서면 이 '무시무시한' 질병으로부터 스스로를 보호할 수 있고, 질병이 닥친 뒤에도 증상을 완화하거나 되돌릴 수 있다.

특히 젊은 시절부터 건강에 도움이 되는 생활 방식과 습관을 들이면 몸의 회생 능력이 더욱 강해진다는 사실을 우리는 마음속에 새겨야 한다. 물론 알츠하이머병은 아무리 나이가 많더라도 병의 진행을 중단시키거나, 증상의 발현을 최소화하거나, 심지어 진행을 역전시키는 것이 어느 정도 가능하다. 그리고 젊은 시절부터 건강에 도움이 되는 생활 습관을 지속한다면 그 가능성은 더욱 커진다.

이 책의 목적은 알츠하이머병과 관련해 우리 사회에 희망을 주는 데 그치지 않고 이 병의 원인과 예방, 치료법에 대한 구체적인 정보까지 제공하는 것이다. 특히 나는 여러분이 심신 치유를 위한 다양한 자연의 무기로 자신을 무장하기를 바란다. 이미 알츠하이머병의 증상을 겪고 있다 해도 몸 내부를 깨끗이 청소하고 균형을 맞추며 정신 건강을 회복하기 위해 할 수 있는 일이 수없이 많다는 사실을 잊지 말아야 한다.

알츠하이머병은 한마디로 뇌의 만성적인 염증 상태라고 할 수 있다. 오랜 세월 동안 뇌에 쌓인 환경 독소와 뇌의 순조로운 기능 유지에 필수적인 산소와 영양분을 박탈하는 유해한 생활 습관이 그런 염증을 만들어낸다. 이제 여러분도 이 책을 통해 알츠하이머병의 근본 원인을 더 잘 이해하고, 자신과 가족을 그와 같은 위험 인자로부터 보호하는 실용적이고 간단한 방법들을 알게 되었기 때문에 나는 여러분이 자신의 정신 건강을 스스로 책임질 수 있으리라 확신한다.

마음가짐이 치유를 좌우한다

영국 옥스퍼드 대학과 케임브리지 대학, 독일 함부르크-에펜도르프 대학병원, 뮌헨 공과대학이 공동으로 꾸린 연구팀에 따르면, 약물 치료의 효능을 결정하는 가장 유력하고 궁극적인 요인은 환자의 마음가짐이다. 학술지 《사이언스 중개의학》에 발표된 그들의 논문은 치유를 이끄는 힘이 약물 치료나 외과적 처치가 아니라 위약 효과라고 단언했다. 그들은 "환자의 행동과 자가진술에서 나타난 증거에 따르면, 특정 약물의 치료 효과와 역효과 둘 다를 형성하는 것은 환자의 믿음과 기대"라고 논문 초록(抄錄)에 적었다.

연구팀은 건강한 자원자들의 뇌 촬영 사진을 바탕으로 강력한 진통제의 효과가 환자의 기대에 따라 달라진다는 사실을 확인했다. 예를 들어 테스트 대상자들에게 진통제를 주면서 진통제가 아니라고 말했을 때 그 약은 아무런 효과를 내지 못했다. 이 연구는 환자의 기대를 조종함으로써 진통제의 효과가 극대화되거나 완전히 없어질 수 있다는 사실을 보여주었다. 약의 효과는 전적으로 환자의 마음가짐에 달려 있다는 얘기다.

이 연구에서는 환자의 기대가 영향을 미치는 뇌 부위도 확인되었다. 연구팀은 이렇게 밝혔다.

"주관적인 증거와 객관적인 증거 둘 다에 근거해 우리는 약물의 효능에 대한 개인의 기대가 치료 효과에 중대한 영향을 미치며, 또 그와 같은 기대에 따라 뇌의 조절 메커니즘도 달라진다고 결론 내렸다."

이 연구 결과는 앞으로 환자 치료와 신약 임상 시험에 중요한 영향을 미쳐야 마땅한데, 그럴 가능성은 거의 없을 듯싶다. 환자들에게 스스로 치유할 수 있다고 말해주면 의료업계는 수익을 올릴 수 없기 때문이다. 그러나 대체의학과 보완의학은 그런 원칙을 수용함으로써 큰 혜택을 볼 것이다.

이 흥미로운 연구를 좀 더 구체적으로 살펴보자.

연구팀은 건강한 사람들의 지원을 받아 그들의 발에 가해지는 열기에 의한 통증 수준을 1에서 100 사이의 숫자로 평가하게 했다. 또 그들에게 정맥 주사 기구를 부착해 그들이 인지하지 못하는 상태에서 약이 투여되도록 했다. 그들이 느끼는 통증 수준은 평균 66이었다.

먼저 연구팀은 그들에게 알리지 않고 가장 효과적이고 강력한 진통제 중 하나인 레미펜타닐을 투여했다. 그러자 그들이 평가한 통증 수준은 55로 떨어졌다.

두 번째 단계로 연구팀은 그들에게 진통제를 투여한다고 알린 뒤 실제로는 투여하지 않았다. 그런데도 그들의 통증 수준은 39로 크게 줄었다. 그 말을 믿었던 것이다.

마지막으로 연구팀은 진통제를 투여하면서도 그들에게 투여를 중단했다며 통증이 다시 시작될 것이라고 말했다. 그러자 통증 수준은 64로 올라갔다. 여전히 레미펜타닐을 투여받으면서도 투여를 중단했다는 말 한마디에 맨 처음 진통제를 투여하지 않았을 때와 비슷한 수준의 통증을 느낀 것이다.

옥스퍼드 대학의 아이린 트레이시 교수는 "가장 잘 듣는다는 진통제를 사용했지만 뇌의 작용이 그 효능을 크게 높이거나 낮출 수 있다는 사실이 입증되었다"라며 놀라워했다(트레이시 교수는 지원자들이 모두 건강한 상태였고, 통증에 노출된 시간도 아주 짧았다면서 연구의 안전성을 강조했다).

만성 질환으로 여러 가지 약을 사용해본 경험이 있는 환자는 어떤 약에도 반응성이 떨어지는 경향을 보이기 쉽다. 이전에 경험한 약들에 대한 실망이 마음속에 깊이 각인되어 이번에도 약이 소용없을 것이라는 자기충족적인 예언으로 굳어지기 때문인 듯하다.

다시 말해 약이 환자의 회복을 좌우하지는 않는다는 뜻이다. 더 중요한 것은 약이 자신에게 효능이 있으리라는 환자의 확고한 믿음이다. 트레이시 교수는 다음과 같이 말했다.

"의사들이 환자를 치료할 때는 질병의 심리적·정신적인 측면을 좀 더 깊이 검토할 필요가 있다. 지금은 환자의 치료에서 초점이 마음과 정신이 아니라 신체적인 병리 현상에 맞춰져 있다. 이는 치료에 큰 장애물로 작용할 수 있다."

영국 사우샘프턴 대학의 조지 루이스 교수는 이 연구의 결과가 임의적으로 실시되는 많은 임상 시험의 과학적인 유효성에 의문을 제기한다며 "환자의 기대를 전혀 고려하지 않는 무작위적 임상 시험이 무의미할 수 있다는 점을 이 연구가 잘 보여준다"라고 지적했다.

이 획기적인 연구가 비상한 관심을 끌며 그토록 중요하게 인식되는 것은 연구 도중 촬영한 뇌 사진에서 주관적인 기대의 영향을 받는 뇌 부위가 확인되었기 때문이다. 연구팀은 통증 강도를 결정하는 것과 관련된 뇌 부위에서 신경 활동의 상당한 변화를 발견했다. 통증 완화의 긍정적인 기대는 내인성 통증 조절 시스템의 활동과 연관 있는 반면, 부정적인 예상은 해마와 내측 전두피질의 활동과 연결된 것으로 나타났다. 특정 치료의 효과에 대한 긍정적인 기대나 부정적인 예상이 뇌의 화학 작용을 변화시키고 몸의 치유 능력을 결정한다는 뜻이다.

1995년에 발행된 내 책《건강과 치유의 비밀》초판에서 나는 다음과 같이 말했다.

"위약에 의한 치유 메커니즘은 약이나 수술 또는 처치 치료가 통증을 완화하거나 병을 고칠 수 있다는 환자의 믿음을 바탕으로 한다. 회복에 대한 환자의 확신이 치유 반응을 촉발할 수 있다. 환자는 몸과 마음이 연결되어 있다는 강한 믿음을 활용함으로써 그와 관련된 뇌 부위에서 아편과 유사한 진통 성분인 자연 오피오이드를 생성할 수 있다. 통증 완화에 작용하는 신경 전달 물질은 엔도르핀이다. 엔도르핀은 가장 강하다는 헤로인보다 약 4만 배나 강력하다."

통증과 관련된 최근의 획기적인 연구 결과에 비추어보면 이 대목은 어느 때보다 더 강한 설득력을 갖는다.

영국 국가보건서비스(NHS) 재단신탁이 운영하는 샐퍼드 로열 병원의 앤서니 존스 교수는 이렇게 말했다.

"우리 연구소를 포함해 여러 곳에서 실시된 연구 결과는 통증 인식과 위약 효과의 주요 동인(動因)이 환자의 기대라는 점을 시사한다. 이번 연구는 실제 약의 효과와 관련해서 그런 사실을 재

확인하는 계기가 되었다."

이 연구가 갖는 의미는 매우 크다. 특히 과학자들이 소중히 여기는 많은 믿음을 일거에 무너뜨린다. 또 지금까지 실시된 모든 의약품 관련 연구와 임상 시험의 유효성에 심각한 의문을 제기한다. 해당 약을 실제로 복용하는 사람의 주관적 기대라는 결정적인 요인이 포함되지 않았기 때문이다. 루이스 박사가 말했듯이 그토록 중요한 변수를 고려하지 않은 연구와 시험은 '무의미'할 수밖에 없다.

효과를 비교하기 위해 대조군으로 위약 투여 그룹을 설정하는 것만으로는 과학적이고 믿을 만한 임상 시험이 되지 않는다. 더욱이 약의 효과도 정확히 알아낼 수 없다. 실제 약을 투여받는 그룹도 위약을 투여받는 그룹과 비슷한, 주관적이고 예측 불가능한 기대를 갖기 때문이다.

제약사들은 위약 효과가 실제 약을 투여받는 그룹에서가 아니라 위약을 받는 대조 그룹에서만 나타날 수 있다는 인상을 주고 싶어 한다. 그러나 어느 그룹에 속하든 자신이 받는 약이 실제 약인지 위약인지 모르기 때문에 궁극적으로 연구 결과는 자신이 속한 그룹과는 상관없이 약의 효과에 대한 각자의 기대에 의해 결정된다.

임상 시험에서 특정 약이 위약보다 효과가 훨씬 크게 나타났다고 해도 그 약이 실제로 효능이 있다는 것을 입증하는 것은 아니다. 위약 효과가 위약 그룹보다 실제 투약 그룹에서 더 강하게 나타났다는 사실을 보여줄 뿐이다. 오히려 그것이 더 중요한 사실이다.

위약 효과가 위약을 복용하는 그룹에서보다 실제 약을 복용하는 그룹에서 더 강하게 나타나는 이유가 무엇일까? 임상 시험에 참여하는 환자들은 모두 위약보다 실제 약을 받기를 기대하기 때문에 해당 약에 수반된다고 사전에 알려진 부작용(변비, 설사, 두통, 어지러움, 메스꺼움, 입안 마름 등)을 인지하는 순간, 그들의 긍정적인 기대는 상당히 높아지게 된다.

그러한 자기 관찰을 통해 자신이 실제 약을 투여받는 그룹에 속했다는 사실을 깨달으면 그들의 회복 가능성에 대한 기대가 해당 약의 효능을 높인다. 연구자들은 이를 두고 해당 약의 효능이 입증되었다고 주장한다. 임상 시험에 참여한 환자의 높아진 기대치는 완전히 무시한 채 말이다.

임상 시험에 참여하는 환자 중 일부는 새로 개발된 약을 투여받는 것에 큰 기대를 갖지만 이전에 그와 비슷한 약의 임상 시험에 여러 차례 참여했다가 별다른 효과를 경험하지 못했던 환자들은 좀 더 유보적이거나 심지어 부정적인 생각을 가질 가능성이 크다.

환자의 기대가 이처럼 큰 영향을 미치기 때문에 그런 측면을 고려하지 않은 이전의 모든 연구는 그만큼 신뢰성이 떨어질 수밖에 없다. 어쩌면 더는 유효하지 않다고 해야 할지 모른다. 이런 사실은 지금까지 실시된 거의 모든 이중맹검 대조 연구에 적용된다. 이중맹검은 연구자와 참여 환자 모두 임상이 끝날 때까지 시험 대상 약과 위약 중 어떤 약을 누구에게 투여했는지 모르게 진행하는 방법이다. 위약 효과의 간섭이나 검사의 오류를 방지하기 위해 흔히 사용된다.

바로 거기에 신약 임상 시험이 비과학적이고 신뢰성이 떨어지는 또 다른 이유가 숨어 있다. 그 같은 임상 시험이 진정한 이중맹검의 조건에서 실시되는 게 아니기 때문이다. 실제 약을 투여받든 위약을 받든 모든 참여자는 고혈압이나 고혈당이나 고지질증 같은 특정 증상에 대한 효과를 측정하기 위한 임상 시험이라는 이야기를 사전에 고지받는다. 임상 시험 참여자를 모집할 때 소개되는 이 간단한 정보가 곧바로 환자의 기대치를 높인다. 그러므로 해당 약이 자신에게 효과가 있을지 모른다는 기대가 그들이 시험에 참여하는 주된 이유가 될 수밖에 없다.

실제로 환자들이 어떤 치료를 위한 약을 시험하는지 모르는 상태에서 참여하는 임상 시험은 지금까지 없었다. 연구자들은 참여 환자가 실제 약을 투여받는지 위약을 받는지 알 수 없는 상태에서 임상 시험에 임하기 때문에 전혀 문제가 없다고 주장한다. 그러나 연구자들이 모든 참여 환자에게 그들 중 최소한 절반은 증상을 완화하는 실제 약을 투여받을 것이라고 사전에 고지한다는 사실이 문제다. 그럴 경우 참여 환자 두 명 중 한 사람은 시험이 시작되기도 전부터 이미 위약 효과를 경험하게 된다.

임상 과학자들은 치료제나 처치에 대한 믿음이 치유 반응을 일으킬 수 있다는 사실을 잘 안다. 모든 임상 시험에 위약을 투여받는 대조군이 있는 것이 바로 그 때문이다. 그럼에도 왜 과학자들과 의사들은 약으로만 증상을 치료할 수 있다고 고집할까? 만약환자의 심적인 기대가 약의 효과에 아무런 영향도 미치지 않는다면 임상 시험 참여 환자에게 실제 투약 그룹과 위약 그룹 중 어디에 속하게 될지 알려주지 않을 이유가 없지 않은가? 따라서 그런사실을 알려주지 않는다는 것은 과학자들과 의사들이 환자의 몸상태를 바꾸는 데 있어 마음이 중요한 역할을 한다는 사실을 은연중에 인정한다는 뜻이다.

이처럼 의학 연구에는 명백한 이중 잣대가 있다. 약으로만 질병을 치료할 수 있다는 의사들의 주장이 옳다면 그들이 연구에위약 그룹을 포함시킬 이유가 없지 않은가? 임상 시험 참여자에게 절반은 실제 약을 투여받고 절반은 위약을 받게 된다고 말해주면 예측할 수 없는 다양한 기대가 일어나게 된다. 하지만 연구자체에는 그런 불확실성의 요인이 조금도 반영되지 않는다. 그건진실된 과학이 아니라 사이비 과학일 뿐이다.

그렇다면 객관적인 연구를 할 수 있는 방법은 무엇일까? 먼저모든 참여 환자에게 실제 약을 투여한다고 말한 뒤 실제로는 위약을 투여하는 것이다. 그다음 단계는 말한 그대로 실제 약을 투여한다. 위에서 소개한 통증 연구 결과가 옳다면, 다시 말해 약보다는 믿음과 긍정적인 기대가 효과를 발휘한다면, 참여 환자들은두 단계 모두에서 같은 결과를 보여줄 가능성이 크다. 반면 위에서 소개한 통증 연구 결과가 틀렸다면 실제 약을 투여했을 때만 진정한 효과가 있는 것으로 나타나게 된다. 이것이야말로 정직하고 과학적인 연구다.

제약업계의 또 다른 기만적인 관행이 있다. 임상 시험의 대상이 되는 신약의 효과가 나쁘게 나오는 것을 막기 위해 제약 회사들은 연구자들에게 가능한 한 젊고 건강한 환자를 시험 참여자로 선정하도록 유도한다. 이 얼마나 비현실적이며 부당한 행위인가? 현실에서는 대다수 약이 허약하고 나이 든 환자에게 처방된다. 더 젊고 강하고 건강한 환자들과 달리 그들은 긍정적인 기대를 갖기가 어렵다. 병이 깊고 많이 아플수록 낙담하고 의기소침해질 가능성이 훨씬 크기 때문이다.

제약 회사들도 그런 사실을 모를 리 없지만 실제로 많이 아픈 환자들의 임상 시험 참여를 잘 받아주지 않는다. 심한 독감으로 크게 앓았을 때를 생각해보라. 몸이 아프면 평소 즐기던 모든 것에 흥미를 잃게 된다. 약에서 진정한 효과를 얻으려면(사실은 약의 효과라기보다 위약 효과지만 말이다) 환자가 그 약에 흥미를 갖고 긍정적인 기대를 해야 하는데 이미 허약해진 환자에게서는 그런 효과를 얻기 어렵다. 그래서 제약 회사들은 되도록 건강하고 젊은 환자를 임상 시험에 참여시켜 신약의 효과를 높이려 하는 것이다.

제약 회사들이 그런 술책으로 신약의 효과를 좋아 보이게 만들더라도 임상 시험을 여러 번 반복하다 보면 똑같은 약이 전혀 효과가 없다는 것을 보여주는 경우도 나오게 마련이다.

만약 어떤 약이 정말 효과적이라면 임상 시험에 참여한 모든 환자에게 잘 들어야 한다. 그러나 환자의 기대치는 아주 다양하며 예측이 불가능하다. 그 때문에 일부 임상 시험에서는 효과가 있는 것으로 나타나지만 다른 임상 시험에서는 반대의 결과가 나오기도 한다. 그런데 미국 식품의약국(FDA)은 제약 회사들에 여러 임상 시험 중 결과가 나쁜 것을 삭제하고 좋은 것만 선택해서 보고할 수 있도록 허용한다. 법이 그렇게 되어 있다. 당연히 제약 회사들은 좋은 결과만 선택한다.

그런 식으로 임상 시험 결과가 FDA에 보고되고 논문으로 학술지에 실리면 신뢰할 만한 과학적인 연구처럼 보인다. 그럼으로써 신약의 효능이 공식 인정되는 것이다.

하지만 그러한 방식으로 실시되는 모든 임상 시험과 연구는 조작된 것으로서, 전혀 가치가 없고 환자들에게 심각한 부작용의 위험을 초래할 수 있다. 심지어 환자의 생명까지 위협하게 된다. 어쩔 수 없이 FDA도 독성이 너무 강하거나 위험하다고 판단되는 약은 시판을 중지시킨다. 그리고 매년 미국인 수십만 명이 그런 약 때문에 목숨을 잃는다.

물론 특정 약을 복용하는 환자의 건강이 좋아졌을 때 그것이 약 때문인지, 아니면 약이 효과 있을 거라는 막연한 믿음 때문인지 정확히 알 수 있는 방법은 없다. 어느 쪽인지 직접 입증하는 일이 불가능하기 때문이다. 그러나 최근의 통증 연구 결과는 약

의 효능이 실제 약의 작용 결과가 아니라 믿음과 긍정적인 기대
의 효과라는 것을 가리킨다.

죽음의 두려움이 죽음을 부른다

이 연구 결과에는 또 다른 측면도 있다. 만약 어떤 사람이 암이
나 울혈성 심부전처럼 심각한 질환을 진단받는다면 환자에게 그
소식은 자포자기하게 만드는 자기충족적 예언으로 작용한다. 앞
서 소개한 대로 임상 시험 참여자들이 진통제 투여를 중단했다는
말(실제는 중단하지 않았다)을 들었을 때와 똑같다. 그 같은 충격적
인 진단은 우리의 내면이 가진 본성적인 희망을 포함해 몸의 자
가치유 능력을 박탈할 수 있다.

자신의 몸에 어떤 문제가 생겼는지, 또 무슨 병인지 모르면 두
려움이 커진다. 결국 환자는 자신이 죽을지도 모른다는 최악의
시나리오를 예상하게 된다. 이런 부정적인 생각이 의사의 진단으
로 확인되면 모든 희망이 사라질 수 있다. 희망이란 긍정적인 기
대를 달리 표현한 말이다.

그렇다면 의사는 환자에게 헛된 희망을 주고 싶지 않다는 이유
만으로 그에게서 긍정적인 기대, 다시 말해 희망이라는 그처럼
검증된 치유의 기회를 빼앗아야 할까? 사실 헛된 기대란 없다.
희망이 있다면 그건 무조건 좋은 일이다. 희망은 절대 헛될 수

없다. 만약 의사가 환자에게 진단이나 예후를 설명하면서 희망이 없다고 말하면 환자가 실제로 치료에 실패했을 때 느끼는 것과 똑같은 실망을 안겨주는 것이다. 희망을 박탈하는 것은 환자에 대한 범죄 행위라고 해도 지나친 표현이 아니다. 희망은 말기 질환으로 죽느냐 회복하느냐의 차이를 만들어낼 수 있는 강력한 '약'이기 때문이다.

환자가 죽음에 대한 두려움을 일으키면 통증이나 암 또는 심장병으로부터 회복하는 메커니즘이 파괴된다. 이는 누구나 예상할 수 있는 사실이다. 그러므로 의사처럼 권위를 가진 사람이 자신의 잘못된 확신으로 환자에게 불치병이니 어쩔 수 없다는 인상을 주는 것은 큰 잘못이다. 같은 질병에서 회복한 사례가 적지 않기 때문이다.

하지만 의사가 어쩔 수 없이 그렇게 말하는 경우도 있다. 대안적인 치료 방법을 사용하면 환자에게 도움이 되고 생명을 구할 수도 있다는 사실을 알지만 그렇게 권고하는 행위 자체가 법적으로 금지되어 있기 때문이다.

만약 환자가 기존 증상이나 경제적 어려움, 사회적인 고립, 우울증, 불안증, 정서적인 스트레스 등으로 매우 허약한 상태에 있을 때 곁에서 누가 그에게 벗어날 수 없는 덫에 빠졌다고 말하면 환자는 그 말을 그대로 믿고 삶을 포기하기 쉽다. 자신이 죽을 수 있다는 두려운 생각은 그 자체로서 돌이킬 수 없는 결과를 가져올 수 있다. 환자 스스로 회복과 생존의 가능성을 믿지 않게 되기 때문이다. 따라서 의사가 내리는 진단 '선고'의 충격은 무슨 질병인지 모를 때의 불확실성보다 훨씬 더 해로울 수 있다.

이를 뒷받침하는 사례가 적지 않다. 커다란 악성 폐종양이 있는 사람이 그런 사실을 전혀 모른 채 편안하게 잘 살다가 어느 날 암 진단을 받고 나서 갑자기 며칠 만에 세상을 떠나는 이유는 의학계의 오랜 미스터리 중 하나다. 사망 진단서에는 사인이 암으로 명기되겠지만 실제로 그의 목숨을 앗아간 것은 암이 아니라 암 진단이다.

죽음의 공포는 투쟁-도피 반응이 가장 극단적으로 나타나는 상황을 촉발한다. 생존이라는 기본적이고 자연적인 본능의 정반대이기 때문이다. 결국 그처럼 극심한 두려움은 몸의 소화와 노폐물 제거 기능을 차단하고, 수면을 불가능하게 하며, 급속한 체중 감소를 일으키고, 여러 다른 심각한 불균형을 초래한다.

현대 의학은 몸과 마음, 정신 사이에 존재하는 복잡미묘한 관계를 이해하고 활용하는 측면에서 여전히 동떨어져 있다. 환자가 질병이 아니라 질병의 '진단' 때문에 사망하기도 하지만 불치라는 진단을 받고도 긍정적인 기대가 안정적이고 효과적으로 강하게 작용하면 예상 밖으로 회복하는 사례도 적지 않다. 그렇지만 현실은 첨단 의학으로도 그 이유를 설명하지도 못하고, 그 같은 상황을 이해하지도 못하는 그저 안타까운 상황이다.

자연치유의 기적

몸-마음-정신의 연결이 일으키는 강력한 효과는 자연적인 완화를 경험하는 많은 암 환자에게서 명확히 나타난다. 연구에 따르면, 암 환자의 개인적인 믿음이나 관점에 의해 동기 유발이 아주 잘될 경우 전인적인 치료 후 단 몇 시간 만에 종양의 크기가 크게 줄어들 수 있다.

심지어 정신적으로 질병의 목적을 인식하는 것만으로도 완화 효과를 볼 수 있다. 주로 질병을 위협이 아니라 '감춰진 축복'으로 인식할 때 그런 일이 일어난다. 달리 표현하자면 무자비한 질병의 무력한 피해자가 되는 대신, 다시 온전해지는 과정의 능동적인 참여자가 되는 것을 말한다. 흔히들 끔찍한 저주로 생각하는 질병이 오히려 축복이 될 수 있다는 기대는 우리 몸이 가진 가장 강력한 치유 반응을 일으킬 수 있다.

환자가 정맥 주사로 투여받는 것이 생리 식염수인데도 진통제라는 의사의 말을 믿고 통증이 완화되기를 기대하면 실제로 진통 효과가 나타나듯이 희망과 기대, 굳은 믿음을 가지면 커다란 종양마저 곧바로 형체도 없이 사라지게 만들 수 있다는 것을 보여준 사례도 있다.

나는 자몽 크기의 방광암이 15초 동안 진행된 중국 기공 고수들의 기 치료에 의해 완전히 해체되어 사라지는 것을 실시간 초음파 영상으로 본 적이 있다. 여기서 가장 중요한 것은 환자의 긍정적인 기대와 희망이었다. 환자가 치유될 수 있다는 믿음으로 마음을 열기 전에는 불가능한 일이다. 현관문을 열어주지 않으면 아무도 집에 들어올 수 없는 것과 같다. 의사는 환자에게 죽음의 두려움을 불어넣는 대신 환자가 희망에 찬 기대를 가질 수 있도록 도와야 한다. 그런 기대가 뇌와 심장에서 실질적이고 완전한 자가치유에 필요한 생화학적 반응을 일으킬 수 있다.

그와 대조적으로 환자에게 불치병이라는 진단을 내리면 그것이 '사망 선고'로 받아들여져 의사가 전혀 의도하지 않았던 일이 벌어진다. 그 선고의 실제적인 집행으로 이어질 수 있다는 뜻이다. 의사 또는 CT 같은 기계(기계는 거짓말을 하지 못한다)가 청천벽력 같은 진단으로 환자에게 '사망 선고'를 내리면 환자는 그 선고가 그대로 이루어진다고 생각한다. 그러면 결국 그 과학적이고 정확한 진단이 질병을 죽이는 게 아니라 환자를 죽이게 된다.

마음이 약해질 대로 약해진 환자는 의사를 신으로 여겨 '만약 신이 내가 죽어간다고 말한다면 그 말은 진실이 틀림없어'라고 생각한다. 하지만 명심하라. 의사는 신이 아니다. 그들 중 일부는 신의 흉내를 내려 할지 모르지만 그건 아주 위험한 게임이다. 실제 신이 아니라 신의 역할을 연기하는 의사에게 환자가 자신의 권한과 능력을 모두 넘겨주면 환자는 노예로 전락해 자신이 무가치하고 무력하다고 느끼며 그에게 전적으로 의존하게 된다. 요컨대 진단 또는 진단의 부정적인 해석에 자신의 삶을 맡기는 것이 오늘날 우리 사회를 짓누르는 건강 위기의 핵심이다.

암에 관해 내가 쓴 책의 제목은 '암은 병이 아니다'이다. 이 제목 하나로 환자 수천 명이 자신과 자기 몸에 대한 자신감을 되찾는 데 도움을 주었다는 사실 자체가 긍정적인 기대와 희망의 중요함을 보여준다. 의술은 부정적인 생각을 긍정적인 기대로 바꾸는 것이 되어야 한다. 앞서 소개한 연구 결과를 모든 의사가 명심하고 현대 의학의 전 분야에 적용하는 것이 마땅하지만 만약 그렇게 하면 현대 의학의 대부분을 쓸모없는 것으로 만드는 상황이 오게 될 것이다.

그럼에도 이처럼 선구적인 생각을 가진 연구자들 덕분에 지금 우리는 치유가 반드시 의사와 그가 처방하는 약에 달려 있는 것이 아니라 많은 부분이 환자의 기대와 마음가짐, 태도에 달려 있다는 사실을 과학적으로 설명할 수 있는 모델을 갖게 되었다.

지금까지 대부분의 의학적 도그마는 모든 자연적인 것을 거꾸로 뒤집어놓았다. 나는 현대 의학이 혁명을 통해 다시금 모든 것을 정상으로 되돌려놓기를 진심으로 바란다. 긴 터널 끝의 빛을 보고 싶은 마음이 간절할 뿐이다.

기대가 현실을 만든다

기대에 관한 문제를 좀 더 깊이 살펴보자. 부정적인 생각과 긍정적인 기대 둘 다 아주 특이한 실제 현상으로 나타날 수 있다.

심장마비는 월요일에, 좀 더 정확히 말하면 월요일 아침 9시에 어느 때보다 더 자주 일어난다는 사실을 보여주는 연구 결과가 그런 사례 중 하나다. 새로 시작하는 한 주간의 업무에서 예상되는 어려움과 스트레스 때문인 것으로 추정된다. 성탄절 이전의 며칠 동안에는 사망자가 줄어들었다가 성탄절이 지나면 곧바로 사망자가 더 많아지는 현상도 같은 논리로 설명이 가능하다.

그 외에도 예일 대학 공중보건대학원과 미국 국립노화연구소(NIA)의 연구에 따르면, 노화에 대한 긍정적인 기대를 갖는 젊은이는 부정적인 생각을 갖는 젊은이보다 고령이 되었을 때 심장마비나 뇌졸중을 겪을 확률이 낮다. 예일 대학과 마이애미 대학에서 실시한 연구에서도 중년인 사람과 고령자가 노화에 대한 긍정적인 태도를 가졌을 때 부정적인 태도를 갖는 사람들보다 평균 수명이 7년 더 길게 나타났다.

또 잘 알려진 한 연구에선 80세 이상의 고령자 100명을 30년 전의 시대를 그대로 재현한 환경에서 지내게 했다. 옷도 당시 유행했던 스타일로 입고, 라디오를 틀면 당시 유행했던 노래가 흘러나오도록 했다. 그렇게 몇 주가 지났을 때 그들의 생리적·생화학적인 노화표지자는 평균 15년 젊어진 상태를 보였다. 그러나 그들이 각자 집으로 돌아가 현재의 환경에서 생활하자 단 하루만에 노화 수준이 연구 이전의 상태로 되돌아갔다.

CNN 방송의 의학 전문 기자인 엘리자베스 코언 박사는 방송 웹사이트에 올린 기사에서 자가유도를 통한 암의 자연적인 완화에 관해 썼다. 영화 〈킹스 스피치〉로 아카데미 각본상을 받은 데이비드 세이들러는 73세에 방광암을 진단받은 뒤 수술 전 2주가 채 안 되는 기간에 종양이 완전히 사라지는 모습을 시각적으로 계속 상상했다. 그러자 수술 직전 실시한 검사에서 실제로 종양이 흔적도 없이 사라진 것으로 나타났다.

주류 의학계는 이런 이야기를 들으면 코웃음 치겠지만 상상과 기대, 시각화, 자각, 태도 등을 통해 마음이 진지하게 원하는 바를 그대로 이룬 사례는 수없이 많다. 심신의학은 단순히 희망 사항이거나 일종의 주술이 아니라 진정한 과학이다. 다음에 소개되는 연구 결과가 그런 사실을 입증한다.

연인의 사진을 보는 것만으로 강력한 진통제나 코카인 같은 마약 효과와 비슷한 수준으로 통증이 완화된다고 말하면 믿을 수 있겠는가? 2010년 10월 학술지 《플로스 원》에 실린 스탠퍼드 대학 과학자들이 실시한 연구가 바로 그런 사실을 확인했다.

연구팀은 사랑에 빠진 재학생 중 자원자들에게 피부에 다양한 수준의 열을 가하는 동안 연인의 사진을 보여주면서 그들의 뇌를 MRI로 스캔했다. 이 연구를 주도한 신경과학자 재러드 영거에 따르면, 그들이 느낀 통증은 실제보다 36~44% 줄어든 것으로 확인되었다. 강력한 진통제의 효과도 그보다 더 낫지는 않다. 게다가 진통제는 부작용이 따를 수 있다. 예를 들면 메스꺼움, 어지러움, 졸음, 변비, 입안 마름, 발한 증가, 간 부전, 심지어 사망도 포함된다. 따라서 이 연구 결과는 진통을 위해서는 약에 의존할 필요가 없다는 사실을 말해준다.

2009년 11월 학술지 《심리과학》에 발표된 또 다른 연구도 비슷한 결과를 보여준다. 캘리포니아 대학(LA 캠퍼스)의 심리학자들은 6개월에 걸쳐 25명의 여성과 그들의 남자 친구를 대상으로 다양한 수준의 통증에 대한 지각 정도를 조사했다.

연구팀은 여성들에게 통증을 느끼는 동안 남자 친구나 낯선 남자의 손을 잡도록 했다. 남자들은 커튼 뒤에 몸을 숨긴 상태였다. 여성들이 느끼는 통증의 정도는 자신의 연인이나 낯선 남자의 손을 잡았을 때 눈에 띄게 낮아졌다. 또 연구팀이 여성들에게 통증을 느끼는 동안 남자 친구나 낯선 남자의 사진을 보여주었을 때도 비슷한 정도의 통증 완화가 나타났다. 특히 여성들이 낯선 남자의 사진을 봤을 때 통증 완화의 폭이 더 컸다. 반드시 이성 간의 사랑만이 진통 효과를 내는 것은 아니라는 뜻이다. 남자 친구의 사진을 보거나, 낯설지만 누군가의 손을 잡는 행위에서 여성들이 기대하는 친밀감이나 안정감이 뇌에서 진통 효과를 내는 물질을 분비한다고 연구팀은 결론지었다.

그렇다면 통증 완화가 알츠하이머병과는 어떻게 연결될까? 앞에서 소개한 연구들은 치유가 기대와 희망에 긴밀히 연결되어 있다는 사실을 보여주었다는 점에서 매우 중요하다. 우리는 로봇이 아니라 사회적인 존재다. 우리가 질병을 치유하기 위해서는 주변 사람들의 도움과 격려, 위로가 필요하다. 그래야 치유에 필수적인 긍정적인 기대가 생기기 때문이다.

"이 약을 복용하지 않으면 죽을 수밖에 없다"라는 메시지를 전하거나 환자 스스로 자신이 끔찍한 질병의 무력한 피해자라고 느끼도록 만드는 부정적인 진단이나 예후는 건강의 악화와 심지어 죽음을 부를 수도 있다.

앞에서도 강조했지만 약은 실제로 생화학적인 효능 때문이라기보다 환자가 효능이 있다고 기대하기 때문에 치료에 도움이 되는 경우가 많다. 특정 약이 자신에게 실질적인 혜택을 준다는 믿음이 없으면 우리 뇌는 그 약이 아무리 좋아도 제 역할을 할 수 없도록 막는다. 그러나 마음은 우리가 아는 것보다 훨씬 더 강한 힘을 갖고 있다.

우리는 몸이 화학적인 자극에만 반응한다고 생각한다. 그래서 우리의 인식이 몸의 기능을 좌우할 수 있다는 주장을 잘 믿으려 하지 않는다. 우리의 모든 관심이 내면이 아닌 외부로만 쏠려 있기 때문이다.

이 장에서 맨 처음 소개된 연구가 보여주었듯이, 환자에게 진통제를 투여하면서 진통제가 아니라고 말하는 것은 무의미하며 아무런 가치가 없다. 마음과 정신의 힘이 약의 잠재적 혜택을 능가할 뿐 아니라 약이 촉발하는 것과 똑같은 생화학적 반응을 일으킬 수도 있다. 뇌가 치유에 필수적인 생화학적 반응을 일으킬지 여부는 우리가 마음먹기에 달려 있다는 말이다.

우리 몸의 지휘 센터는 뇌다. 따라서 모든 치유 과정은 뇌의 통제를 받는다. 이는 수많은 연구를 통해 입증된 사실이다. 항우울제의 임상 시험에서 실제 약이 위약보다 효과가 떨어진 결과가 나온 것이 좋은 예다. 그런 까닭에 우리, 즉 우리의 마음과 정신이 뇌를 좌우할 수 있다는 사실이 우리에게 큰 위안이 된다. 다시 말해 뇌는 믿음과 기대의 형태로 전달되는 우리의 지시를 그대로 수행한다. 그 믿음과 기대는 긍정적일 수도 있고 부정적일 수도 있으며, 의식적일 수도 있고 잠재의식적일 수도 있다. 한마디로 요약하자면 우리는 믿는 대로 되도록 되어 있다. 그러므로 이제부터라도 사고방식을 바꾸어 우리 자신의 치유력이 가진 놀라운 힘을 제대로 인식하는 것이 무엇보다 필요하다.

몸과 마음의 시너지 효과

비싸고 비자연적인 의학적 처치와 치료제 없이는 건강을 유지할 수 없다고 생각하는 사람들이 많다. 나는 그런 사람들을 거의 매일 보면서 안타까운 마음을 금할 길이 없다. 그들은 의사의 진단을 반박할 수 없는 절대적인 사실로 받아들인다. 그들은 의사의 말만 액면 그대로 믿을 뿐 자신의 건강을 직접 책임질 수 있고, 스스로 몸의 자가치유를 도울 수 있다는 생각을 하지 못한다. 그래서 주류 의학의 치료와 약에 무작정 의존한다. 하지만 그런 식으로는 질병의 증상이나마 관리할 수 있으면 다행이다. 자칫 잘못하면 병을 악화시키거나 새로운 병을 얻게 된다.

현대 의학이 저지르는 가장 큰 범죄 중 하나가 환자들에게서 스스로 강해질 수 있는 힘을 박탈하는 것이다. 환자가 자신의 건강과 삶의 통제권을 검사 기계와 의사에게 송두리째 넘겨주도록 시스템 자체가 설계되어 있다. 얄궂게도 치료가 비싸고 복잡할수록 환자의 회복에 더 큰 도움이 된다고 믿는 경향이 강하다.

우리 스스로도 자신으로부터 완전히 단절되어 더는 우리의 심신의 연결 상태에 신경을 쓰지 못한다. 서로 연결된 심신이 우리에게 보내는 신호를 읽지도 못하고, 스스로 조절하고 치유하는 심신의 놀라운 능력을 존중하지도 믿지도 않는다. 그래서 우리 자신에게 기회를 주기보다는 의사나 약을 먼저 찾는다.

이 모든 현상의 가장 큰 비극은 주류 의학계가 의도적으로 환자의 알 권리를 무시하기 때문에 일어난다. 거기에는 간단하면서도 완전히 비윤리적인 원칙이 적용된다. 아픈 사람이 건강한 사람보다 더 많은 약을 구입하고, 더 많은 치료를 받으며, 더 많은 수술을 받는다는 원칙이다. 오로지 이익을 극대화하려는 술책이다. 제약업계는 의료 수익을 독점하기 위해 적극적으로 질병을 과장하고 건강 정보를 차단한다. 그들은 눈앞의 이익 때문에 아프고 허약한 사람들에게 올바른 정보를 주지 않는다.

그 결과 환자들이 철석같이 믿는 치료제가 아무 효과가 없거나 오히려 그들을 더 깊이 병들게 만든다. 환자들은 스스로 몸의 자가치유를 도울 수 있다고 느끼지 못하고 애꿎게도 질병의 피해자가 되었다며 낙담한다. 그들은 질병이 재균형을 촉구하는 몸의 경종이라는 사실을 받아들이지 않고 의료 산업에 자기 몸을 맡긴 채 제약사나 의사들이 하라는 대로 따른다.

과거에는 드물었던 질병이 지금은 유행병 수준으로 만연하는 것도 그 때문이다. 주류 의학계도 겉으로는 이런 사태를 우려하는 체한다. 그러나 자세히 들여다보면 주류 의학 자체가 이 위기의 주된 원인이다. 환자가 자신의 힘과 능력을 박탈당하고, 오랜 세월에 걸쳐 검증된 자연요법과 치유 방법이 의도적으로 무시당하며, 제약업계와 주류 의학계가 수익을 기반으로 한 증상 처치 접근법에만 몰두하기 때문에 이런 상황이 만들어졌다. 질병의 근본 원인(몸과 마음 둘 다에 해당한다)을 해결하고 치료하는 자연적이고 상식에 기반한 접근법이 분명히 있지만, 그들이 자신들의 약과 처치가 더 낫다고 환자들을 설득하는 한 그들은 막대한 수익을 올릴 수 있다.

이제 우리가 할 일은 명확하다. 우리는 제약업계가 원하는 것을 그대로 내주는 일을 중단해야 한다. 만시지탄이지만 지금이라도 질병의 고리를 끊고 많은 사람이 갖고 있는 믿음이 잘못된 것임을 밝혀야 할 때다.

의료 비용이 하늘 높은 줄 모르게 치솟고, 우리의 건강이 계속 쇠락하는 동안 두 손 놓고 가만히 있어서는 안 된다. 우리의 질병을 이용해 이익을 얻으려만 하고 건강 증진에는 아무런 관심도 없는 의료 산업을 더는 신뢰하지 말고 자신의 건강과 웰빙과 운명을 스스로 책임지는 자세를 가져야 한다.

이 책에 담긴 정보와 아이디어가 독자 여러분의 더 건강한 삶과 개인적인 성취로 이어지기를 바라 마지않는다. 이미 늦었다고 포기해서는 안 된다. 자신의 건강을 스스로 책임지고, 삶을 진정으로 더 낫게 만드는 데 결코 늦은 때란 없다.

당신의 건강과 웰빙, 심신의 균형과 행복을 기원하며!

치매에서의 자유

초판 1쇄 발행 | 2023년 3월 31일

지은이 | 안드레아스 모리츠
옮긴이 | 이원기
발행인 | 김태진, 승영란
편집주간 | 김태정
마케팅 | 함송이
경영지원 | 이보혜
디자인 | 여상우
출력 | 블루엔
인쇄 | 다라니인쇄
제본 | 경문제책사
펴낸 곳 | 에디터
주소 | 서울특별시 마포구 만리재로 80 예담빌딩 6층
전화 | 02-753-2700, 2778 팩스 | 02-753-2779
출판등록 | 1991년 6월 18일 제1991-000074호

값 18,000원
ISBN 978-89-6744-253-8 03510